MULHER
AONDE VAIS? CONVÉM?

Editora Appris Ltda.
2.ª Edição - Copyright© 2022 da autora
Direitos de Edição Reservados à Editora Appris Ltda.

Nenhuma parte desta obra poderá ser utilizada indevidamente, sem estar de acordo com a Lei nº 9.610/98. Se incorreções forem encontradas, serão de exclusiva responsabilidade de seus organizadores. Foi realizado o Depósito Legal na Fundação Biblioteca Nacional, de acordo com as Leis nos 10.994, de 14/12/2004, e 12.192, de 14/01/2010.

Catalogação na Fonte
Elaborado por: Josefina A. S. Guedes
Bibliotecária CRB 9/870

S384m 2022	Schuch, Maria Alice Mulher : aonde vais? convém? / Maria Alice Schuch. - 2. ed. - Curitiba: Appris, 2022. 173 p.; 21 cm. Inclui bibliografia. ISBN 978-65-250-1954-3 1. Liderança em mulheres. 2. Empreendedorismo – Mulheres. I. Título.
	CDD – 305.42

Livro de acordo com a normalização técnica da ABNT

Appris
editora

Editora e Livraria Appris Ltda.
Av. Manoel Ribas, 2265 – Mercês
Curitiba/PR – CEP: 80810-002
Tel. (41) 3156 - 4731
www.editoraappris.com.br

Printed in Brazil
Impresso no Brasil

Maria Alice Schuch

MULHER

AONDE VAIS? CONVÉM?

APPRIS
editora

FICHA TÉCNICA

EDITORIAL	Augusto V. de A. Coelho
	Marli Caetano
	Sara C. de Andrade Coelho
COMITÊ EDITORIAL	Andréa Barbosa Gouveia - UFPR
	Edmeire C. Pereira - UFPR
	Iraneide da Silva - UFC
	Jacques de Lima Ferreira - UP
ASSESSORIA EDITORIAL	Natalia Lotz Mendes
	Manuella Marquetti
REVISÃO	Josiana Aparecida de Araújo Akamine
PRODUÇÃO EDITORIAL	Raquel Fuchs
DIAGRAMAÇÃO	Yaidiris Torres
CAPA	Maria Alice Schuch
COMUNICAÇÃO	Carlos Eduardo Pereira
	Karla Pipolo Olegário
LIVRARIAS E EVENTOS	Estevão Misael
GERÊNCIA DE FINANÇAS	Selma Maria Fernandes do Valle

COMITÊ CIENTÍFICO DA COLEÇÃO MULTIDISCIPLINARIDADES EM SAÚDE E HUMANIDADES

DIREÇÃO CIENTÍFICA	Dr.ª Márcia Gonçalves (Unitau)
CONSULTORES	Lilian Dias Bernardo (IFRJ)
	Taiuani Marquine Raymundo (UFPR)
	Tatiana Barcelos Pontes (UNB)
	Janaína Doria Líbano Soares (IFRJ)
	Rubens Reimao (USP)
	Edson Marques (Unioeste)
	Maria Cristina Marcucci Ribeiro (Unian-SP)
	Maria Helena Zamora (PUC-Rio)
	Aidecivaldo Fernandes de Jesus (FEPI)
	Zaida Aurora Geraldes (Famerp)

A muitos é dado o dom, mas poucos possuem a lógica do dom.

(Antonio Meneghetti)

COMO DIRIGIR
UMA FERRARI?

Ganhei de presente uma Ferrari
Completei o tanque com querosene
Enchi o porta-malas com tijolos
Ofereci carona a pedintes enlameados
Circulei por caminhos esburacados
Deixei-a ao relento dia e noite
...Eis que não funciona mais!
Levo minha Ferrari ao mecânico
— Que belo mecânico!
Gostaria que dirigisse essa potente máquina
Mas ele não é um motorista
Então arregaço as mangas e começo a
dirigi-la:
— Como é bela a minha Ferrari!

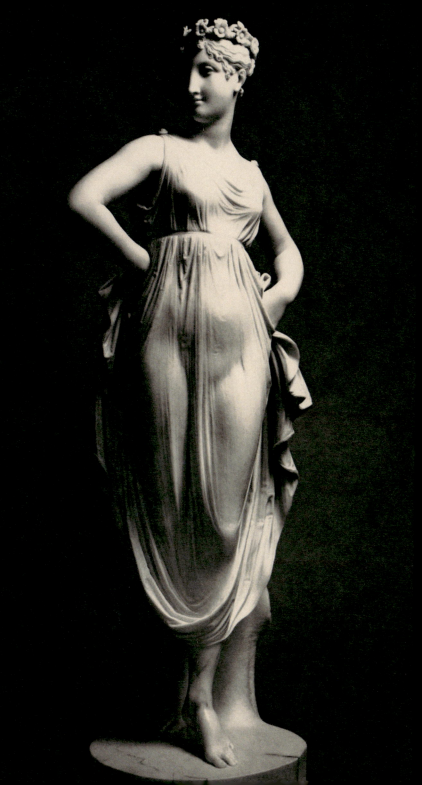

APRESENTAÇÃO

Jamais provei tamanha intimidade com um texto que redigi... Percebi logo que estava escrevendo um diário, não um artigo, e isso me deixou insegura num primeiro momento. Depois de algum tempo, no entanto, pensei: pois bem, se aconteceu naturalmente de ser um testemunho, então, que o seja. Eu poderia também denominá-lo *Vade-Mecum*, termo de origem latina que significa "vai comigo", isto é, livro de conteúdo prático e de formato cômodo que contém indicações das mais frequentes necessidades relativas a um particular tema. E eu penso: bem, isso é, talvez, um novo início e, de qualquer modo, que se inicie, o importante é começar: início é já prática de sucesso.

Enamorei-me da ideia que me ocorreu: "escreve a história quem vence". A história é escrita exclusivamente pelos homens há milênios, e múltiplos são os fatores que podem explicar essa "ausência" das mulheres nessa narrativa. Abro meu diário trazendo algumas coordenadas, indicações concretas, experiências vivenciadas por mim e por tantas outras mulheres, em 12 anos de estudo e de pesquisa prática. O que as análises evidenciaram foram recorrentes impedimentos ao gênero feminino de poder acessar as altas esferas, lugares almejados por todas nós, e de lá conseguir permanecer como protagonista responsável no mundo da vida. Algumas estradas que percorremos, de modo consuetudinário, não nos convém; porém, são situações por nós percebidas apenas quando em seus nefastos efeitos. Inicio com minha crise dos 45anos—eu tinha tudo! Sofria, inclusive, biologicamente, mas não conhecendo a causa no seu nascedouro, não via a possibilidade de uma ação resolutiva. Sentia-me atormentada e, observando a minha avó, que, aos 90 anos de idade gozava de ótima saúde, dei-me por conta de estar defronte a uma crise existencial. O que fazer nos próximos 45 anos? Concomitantemente, eu sentia culpa porque todos me diziam não existir nada além daquilo que eu já possuía.

Somente quando completei 50 anos de idade tive acesso à obra *A Graça: A Lógica do Dom* (MENEGHETTI, 1996) e, logo depois, a oportunidade de participar de um Residence Feminino, conduzido pelo acadêmico professor Antonio Meneghetti. Naquele momento, eu soube que cada pessoa é um projeto único e que esse não deve jamais ser desmentido.

Se eu sou um projeto, pensei, serei capaz de realizá-lo. Mas qual seria o meu projeto?

Este *Vade-Mecum* não encerra as minhas buscas, mas é mais um passo dado, que me traz realização. Meu desejo ardente é que ele leve essa inspiração de esclarecimento, força e responsabilidade a todas nós, mulheres.

Maria Alice Schuch

SUMÁRIO

1

17 | POEMA

2

20 | UM PROJETO
23 | O GOLFINHO
27 | O QUE FALTA?

3

30 | ACENO HISTÓRICO

4

40 | JOGOS FEMININOS
44 | MACHISMO
47 | OBSTINADA, MAS NÃO
REALIZADA
49 | DEPENDÊNCIA ECONÔ-
MICA DA "RAINHA DO LAR"

4

50 | JOGO COM O PARTNER – DÉBITO IMPAGÁVEL
53 | HIERARQUIA DE VALORES
54 | CIÚME
59 | COM OS FILHOS
63 | ENTRE MULHERES
66 | A MÚSICA É SEMPRE A MESMA
68 | CURIOSIDADE
71 | AMOR PELO PROBLEMA
73 | INFIDELIDADE
76 | EMOÇÕES VAZIAS
78 | ATALHOS
80 | LIMITAÇÕES
82 | DISCURSO
85 | TRABALHO
88 | AMBIÇÃO
91 | PSICOLOGIA NEGATIVA E POSITIVA
92 | A MÁRTIR
95 | DEPRESSÃO
96 | ALTRUÍSMO, SOLIDARIE-DADE, EGOÍSMO
98 | JUSTIFICATIVAS
100 | QUANTO DE VERDADE VOCÊ QUER?
102 | FALSOS VALORES
105 | LIVRE ARBÍTRIO
106 | ÉTICA
109 | AMOR
110 | SEXO
114 | EROTISMO
118 | O PARTNER DE NATUREZA
120 | JOGOS MASCULINOS

4

124 | O SER É
127 | A FIDELIDADE DO LÍDER
128 | MOEDA DE UMA SÓ FACE
130 | COMPLETUDE
132 | A CORRIDA DA VIDA

5

136 | O GOLFINHO — CONCLUSÃO

6

140 | A MULHER LÍDER
143 | A MULHER É RESPONSÁVEL
144 | COMO SE RECONHECE UMA VERDADEIRA LÍDER?
148 | PONTOS DE VITÓRIA PARA A MULHER
150 | PONTOS DE VITÓRIA PARA O HOMEM
152 | CONCLUINDO

7

158 | O QUE QUERO DE VOCÊ
161 | VOCÊ TAMBÉM É LIVRE?
162 | A MULHER MADURA
164 | NO BOSQUE

166 | REFERÊNCIAS
169 | LISTA DE IMAGENS

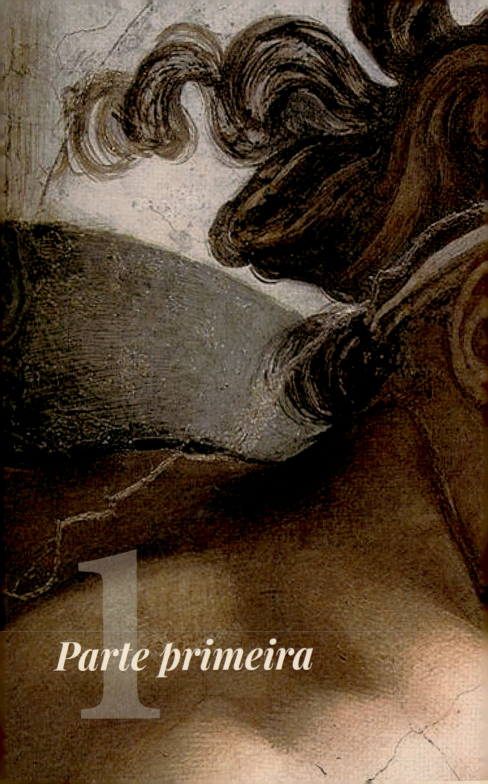

1
Parte primeira

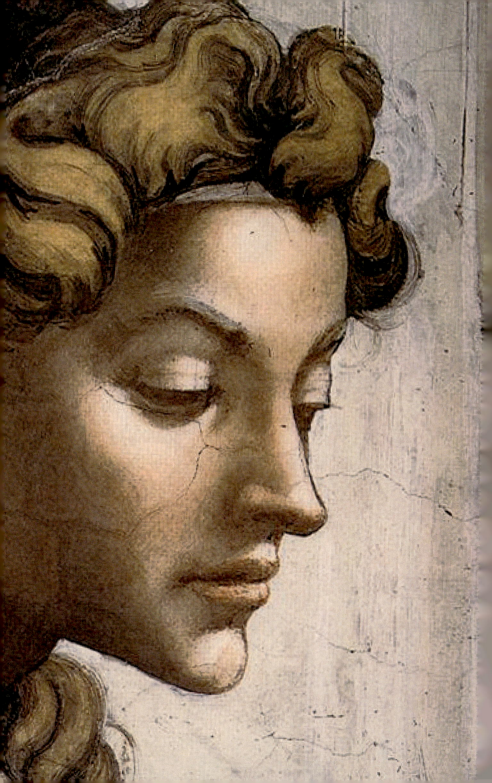

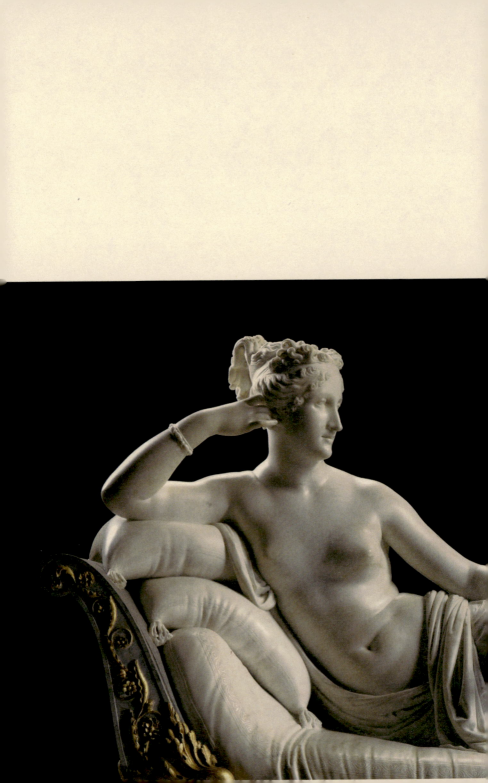

POEMA

A mulher é luz, mas não se vê
É força, mas tem medo
Procura o amor, mas não é capaz
Procura o falo, mas não o recebe
Procura-se, mas não se sabe
Procura a paz, mas faz a guerra
— Onde está a estrada?

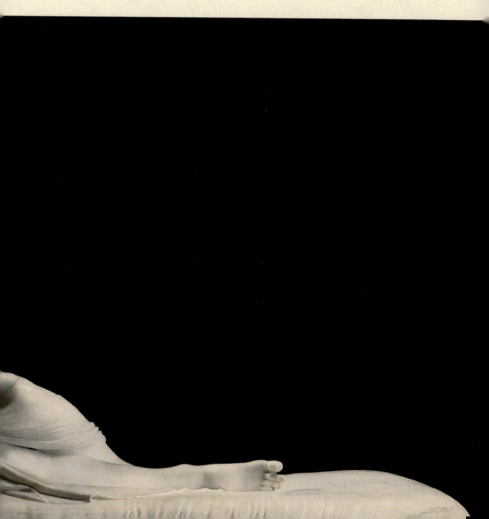

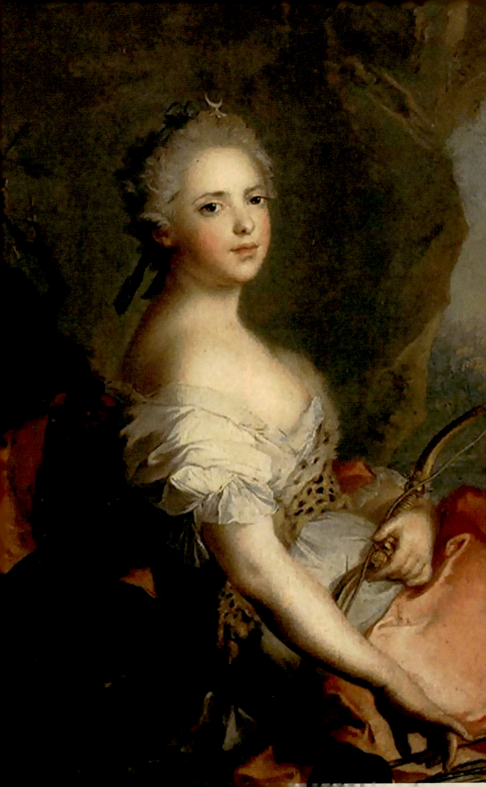

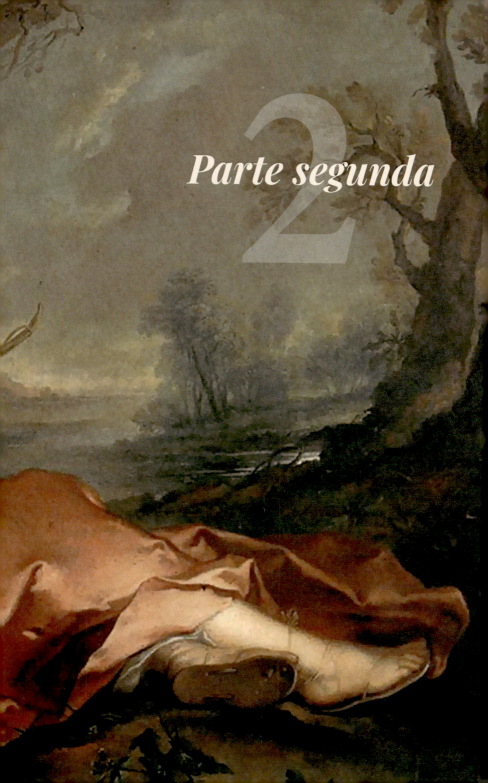

Parte segunda

Um projeto

Ela era um projeto, como tantas outras, mas jamais entendeu a natureza dessa dádiva. Tem saúde, dinheiro, belas casas, uma família, marido, filho já formado. Tem o seu trabalho, gosta daquilo que faz, ganha muito bem. Ela confundiu projeto pessoal com realização de objetivos materiais. Mas, quando os atingiu, sem jamais ter calado a voz que lhe dizia "torna-te aquilo que és", desesperou-se.

Da sacada de seu apartamento, em frente ao mar, admirando a belíssima paisagem, escreve:

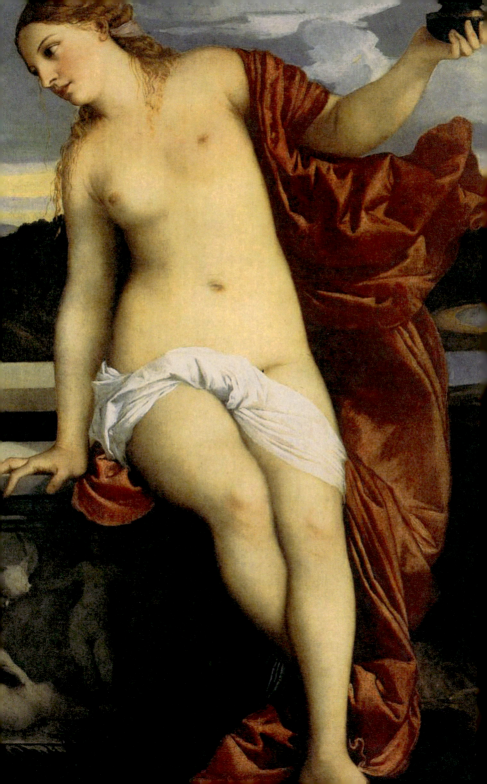

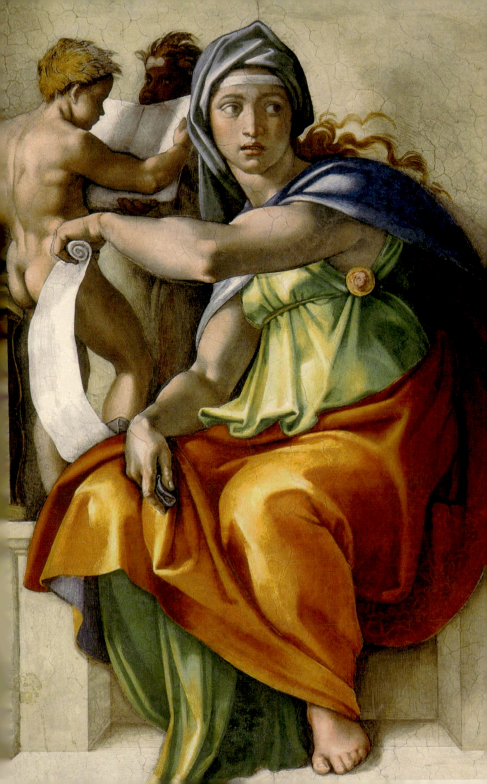

O golfinho

Um golfinho alegre e feliz nadava nas águas azuis do oceano; ao seu redor, amigos que o amavam acompanhavam-no em sua harmoniosa dança.

O seu gracioso rodopiar chamou atenção de um pequeno tubarão que, em seu íntimo, deseja para si aquele bem-estar. Iniciava-se, assim, um longo namoro.

Algum tempo depois, o tubarão, tendo conquistado o amor do golfinho, faz a ele uma proposta: juntos, viverem em uma bela e florida piscina, construírem uma bonita família e, assim, trabalharem para a realização de grandes obras.

Para o propósito efetivar-se, precisariam de uma enorme quantidade de oxigênio. A função do golfinho passava então a ser aquela, de obter o máximo possível daquele material...

O tubarão sabia que nada conseguiria realizar sem que possuísse aquela dose extra do essencial e invisível gás.

O trabalho seria grande. Ele não teria nada a perder, uma vez que a piscina onde anteriormente habitava com a sua família era suja, triste, e a sua vida passava assim, sem alegrias. Além disso, queria aquele gracioso golfinho. Poderia ser feliz com ele, pensava.

No início, o golfinho nem mesmo sentia a falta do oceano. Impulsionado pelo amor que o parceiro demonstrava, trabalhava incessantemente, de modo a conseguir grande quantidade do precioso ar. Colocava tudo à disposição para atingir as metas do parceiro, que, por sua vez, tornava-se cada vez maior e mais forte.

Viveram juntos por muitos anos e pareciam felizes, quando alguma coisa começou a perturbar o então poderoso peixe. O golfinho era alegre e inteligente, e sua capacidade começou a ser notada por aqueles com quem conviviam. Ele agradava a todos, e todos que dele se aproximavam se sentiam felizes, queriam nadar junto, comentavam sobre a sua eficiência.

O grande peixe, ouvindo os numerosos comentários sobre seu companheiro e notando o entusiasmo dos que ficavam em seu entorno, começou a sentir-se deprimido e triste, aprisionado — e aprisionando-se, cada vez mais — na sua própria armadilha. Sentia-se impedido, dependente do golfinho. Queria ser patrão das suas conquistas — talvez tivesse sido precipitado ao convidar o golfinho para compartilhar da sua piscina e da sua obra... isso podia ter sido uma fraqueza. Talvez, se tivesse tido a coragem de nadar sozinho, poderia ter conquistado mais. Arrepende-se do pacto proposto. Não queria mais dividir as glórias com o golfinho; sofre, sente-se em culpa, tem medo.

Começa, assim, a mudar de atitude. Não permite mais que o golfinho o acompanhe para observar as edificações e os feitos. Também não o deixa livre e exige, cada vez mais, doses extras de oxigênio, para, com isso, mantê-lo ocupado. Procura respirar sem ajuda, pois agora já é forte e potente. Em determinado momento, volta-se contra seu companheiro...

O golfinho foi atacado, mas não sangra; sofre, mas não chora; esmorece, mas não desiste, nada contra a correnteza. Ele procura qualquer coisa que funcione, ele quer fazer daquela piscina um lugar agradável para viver, onde todos alcancem o próprio sucesso no limite da própria capacidade e de acordo com a própria vocação profissional. Ele não quer machucar o tubarão, a menos que ele insista ou que isso tenha um sentido.

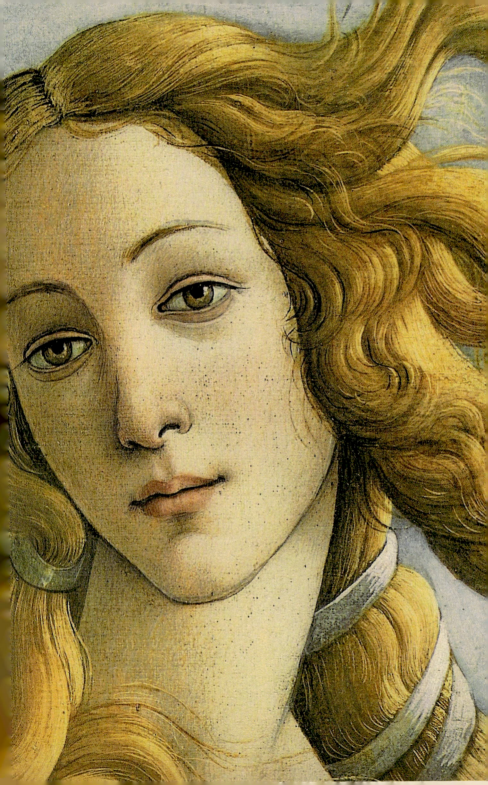

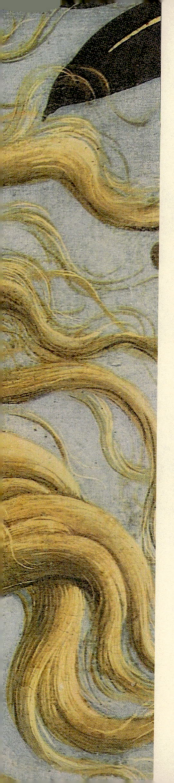

O que falta?

Ela pensa, procura, mas não sabe o que fazer. É bela, boa e inteligente; tem tudo e, mesmo assim, às vezes experimenta particular insatisfação. Falta-lhe alguma coisa, há algo que lhe desencadeia uma tristeza sem fim, um vazio que não sabe como resolver.

Cai em depressão e não consegue sair; não obstante, é brava, procura um sentido e, como o salmão, nada contra a correnteza em busca de sua nascente.

Há momentos de letargia, não percebe suas emoções vivas. Não somente o corpo, mas talvez também a alma esteja aprisionada. Sente como se uma coisa qualquer a tivesse lançado em direção ao engano.

Questiona-se: tomei a estrada errada, ou existem outros caminhos que devo ainda percorrer? Como poderia vê-los?

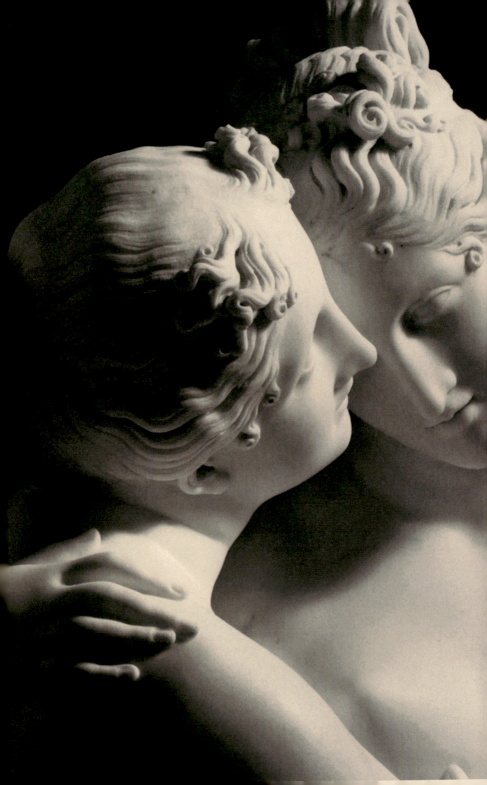

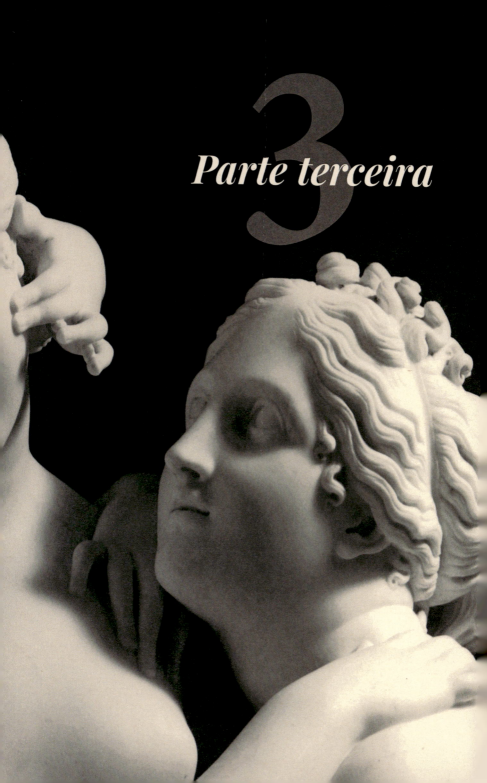
Parte terceira

Aceno histórico

A nossa antiga cultura, quando pensava o feminino, interrogava-se sobre as suas deusas. Vênus, deusa da beleza e do amor, nascida da espuma do mar, plena de todos os encantos, era universal e jamais os seus altares foram maculados com sangue; contentavam-se, aqueles que a reverenciavam, em queimar incensos e perfumes a ela. Ísis, divindade egípcia, deusa da medicina, do matrimônio, da cultura e do grão, personifica a primeira civilização egípcia. Atenas, ou Minerva, deusa do pensamento, filha de Zeus, nascida já adulta e armada da cabeça do pai, era a guerreira inspiradora de bravura nos heróis... Nelas, a idealização, a identificação, a inspiração. Quando se rompeu o elo entre a mulher e a deusa?

Nos grupos primitivos, a mulher era considerada um ser sagrado porque podia gerar a vida. Os princípios masculino e feminino guiavam o mundo em conjunto; embora existindo diferenças entre os dois sexos, divisão do trabalho entre eles, não havia desigualdade. Foi com a chegada da sociedade de caça que se iniciou o desenvolvimento da supremacia masculina, não obstante a mulher ainda fosse considerada sagrada por reproduzir, através de seu ventre, a própria espécie.

Diversos discursos e infindáveis práticas sociais, da Antiguidade aos nossos dias, construíram uma desigualdade ente homens e mulheres, e isso nos levou a uma concepção de mundo em que elas se encontram em um lugar de submissão.

A história conta-nos sobre a mulher e, por ela, tem-se, tanto do ponto de vista mitológico quanto do científico, que esse sempre foi um tema controverso. Quer seja uma análise pautada no campo antropológico, quer seja no filosófico, quer seja, ainda, no psicológico, pode-se constatar que o masculino e o feminino são categorias socialmente construídas e que resultam de uma complexa rede de significados intrínsecos que se interligaram, arranjando- se e rearranjando-se ao longo dos séculos. Em função de uma disposição do passado, as funções do homem e da mulher distinguiram-se, diferenciaram-se, distanciaram-se e, com o solidificar do tempo, tais distinções adquiriram valores sociais de inferioridade de um em relação ao outro.

A hegemonia masculina baseou-se também sobre a leva da ciência. Os principais representantes da Filosofia colocaram a mulher em situação de submissão. Aristóteles considerava a mulher como um ser incompleto, negando a ela o direito de participar do mundo público, por ele ser considerado masculino. Para Aristóteles, a mulher era a obscuridade, a passividade, o sentimento em oposição à luz, à atividade e à inteligência do homem (CORTELLA, 1996). A ideia da fraqueza feminina foi sustentada pelo filósofo com base na medicina de Hipócrates. Aristóteles afirma ainda que, confrontando o homem e a mulher, esta tem menos músculos e é menos bela. Como consequência, o corpo feminino não mereceria ser representado na arte. Por isso, na Atenas clássica, as mulheres eram representadas sempre vestidas, e os homens, nus.

Dessa concepção do corpo feminino, fraco e sem beleza, passou-se a considerar a mulher uma eterna infantil e a justificarem tal conceito a sua exclusão da vida pública. Durante a época medieval, portanto, a mulher foi limitada ao espaço doméstico: ao executar tarefas suas, devia ser modesta nos modos, sóbria nas palavras; dentre seus movimentos, sair pouco, beber raramente e agir de modo a não provocar a sensualidade masculina.

Santo Tomás não acreditava na capacidade de raciocínio da mulher, tampouco que ela possuísse uma alma. Já Santo Agostinho considerava Adão como a parte espiritual da condição humana, e Eva como a parte da sensualidade e do mal que vem do corpo, um ser inferior e carnal.

O mito grego de Prometeu e de Pandora conta-nos que Zeus, para se vingar de Prometeu, que lhe havia roubado o fogo sagrado, símbolo do saber e da técnica, ordenou a Efeso que, usando o barro, criasse a primeira mulher sobre a terra, Pandora. Esta foi modelada pelos deuses. Zeus, então, deu a ela um vaso lacrado, para enviar a Epimeteu, irmão de Prometeu, e a proibiu de abrir. Mulher, e, portanto, curiosa, Pandora rompeu o lacre do vaso e dele escaparam todos os males que perseguem a humanidade. No fundo do vaso, restou somente a esperança.

De acordo com o mito judaico-cristão de Adão e Eva, Deus criou o mundo em sete dias e, a seguir, criou, à sua imagem, Adão, o primeiro homem. Somente depois, a partir de uma costela de Adão, criou Eva, a primeira mulher. No paraíso, o homem e a mulher viviam integrados à natureza, porém, Eva desobedeceu a Deus e comeu o fruto da árvore da sabedoria, induzindo Adão a fazer o mesmo. Essa transgressão, inspirada na mulher, determinou a expulsão de ambos do paraíso e a condenação da humanidade a uma vida passageira e repleta de sofrimento. Portanto, de acordo com esse mito, a mulher foi a responsável por todos os males do mundo. Adão, ingênuo, encontra essa mulher. Ela, por sua vez, logo se põe de acordo com a serpente e destrói tudo. Como primeiro fato de casal, a mulher procura matar, eliminar o que se relaciona com a dignidade do homem. Bom, pelo menos, foi assim, por meio dessas construções, que a história retém o "papel da mulher".

De fato, pode até ter acontecido exatamente assim; porém, analisando friamente, Adão não foi digno, pois culpou a companheira — primeira mulher, presente dado a ele por Deus — por um erro do qual ele foi cúmplice: ele aceitou, acatou... participou.

Mesmo que a interpretação dessa passagem tenha se tornado um código de leitura, base da nossa cultura ocidental hebraico-cristã, o erro aconteceu num segundo momento e não na concepção originária da mulher. A justificativa para tal conduta não está na natureza da mulher e sim em como se comporta, como pensa, como reflete e racionaliza sua própria natureza. A serpente não é a realidade da vida, mas é a síntese da cultura de um povo que veio a prevalecer sobre todo o mundo, e nós somos a sua consequência. Todos os mitos gregos e judaico-cristãos colocam a mulher em uma posição de inferioridade e culpa, como pessoa má e de segunda classe.

Quanto à visão da mulher pela igreja, a religião católica, por meio das imagens da Virgem Maria, mãe do Salvador, símbolo da vida, e de Eva, imagem da morte, da pecadora, que difundiu o mal no mundo, sabe-se: reforçou a submissão feminina. O mundo eclesiástico excluiu as mulheres das instituições, porque, explicava, era necessária uma capacidade intelectual que, segundo eles, era inerente aos homens somente. As normas da religião católica colocaram a mulher em uma posição de inferioridade e ainda consolidaram a autoridade do pai ou do marido. Durante a época medieval, a igreja católica institucionalizou regras de convivência entre os sexos. A mulher permaneceu confinada no espaço doméstico; os homens puderam contar com um espaço reservado unicamente para si, o espaço público. Como nesse período os homens se dedicavam muito às guerras, permanecendo frequentemente ausentes de seus domicílios, as mulheres acabavam por receber melhor educação do que os seus companheiros.

O aumento de importância das mulheres fez com que começassem a ser vistas como inimigas perigosas, o que levou a sua imagem se associar à de Eva, símbolo do pecado e da tentação. Daí por diante, foram proibidas de seguir os estudos e de ensinar. Impedidas de realizarem essas atividades e excluídas de seus postos na igreja, as mulheres começaram a dedicar-se à medicina, principalmente à ginecologia e obstetrícia, à farmacologia, à cirurgia, surgindo, assim, grandes médicas. Quando, porém, os homens começaram a assumir a medicina, também dela as mulheres foram afastadas.

Iniciou-se então a perseguição às cirurgiãs e às chamadas feiticeiras. Centenas de milhares de mulheres foram mortas. A caça às bruxas durou do século XIV ao século XVIII e foi um dos maiores genocídios da humanidade. Eram atribuídos às mulheres poderes mágicos muito perigosos.

A ciência também se constituiu em um recurso utilizado para reforçar a desigualdade entre os sexos. A medicina foi amplamente usada na estratégia da estrutura da submissão da mulher, definindo-a fisicamente fraca, com imaginação viva e fértil, porém móvel, o que a projetava como inadequada aos trabalhos intelectuais.

A maternidade e o cuidado com a prole eram considerados — e, em parte, ainda o são — como atividades fundamentais para as melhores mulheres que, por sua natureza, seriam predispostas a isso.

A guerra traz a necessidade de mobilizar a força de ambos os sexos. No entanto, em uma história a longo termo das relações entre homens e mulheres, a guerra, pelos seus efeitos simbólicos e materiais, parece mais uma força conservadora do que um impulso de renovação. Durante os períodos de guerra, as mulheres são chamadas para o trabalho; porém, terminados esses períodos, são elas restituídas à "verdade" que as recolhe à esfera privada, cuja centralidade são os filhos, considerados um recurso indispensável para a reconstrução das nações.

Além da filosofia, dos mitos, da ciência, da religião, também a literatura teve o seu papel importante na construção da imagem da mulher, conveniente a cada tempo, histórico e estético.

A literatura mostra e fixa o tipo feminino de uma determinada época, circunstância ou período histórico. No tempo em que Machado de Assis viveu, a mulher devia ser bela, tocar piano, conhecer rudimentos de francês, ser uma competente dona de casa, ou seja, possuir as qualidades que lhe permitissem escolher um marido de boa posição socioeconômica, mas que podia ser também feio e velho.

Quanto ao trabalho, as mulheres de Machado de Assis, em último caso, poderiam ser professoras, somente se não tivessem tido a sorte de se tornarem esposas. Na obra desse autor, é retratada a profunda diferença entre ser homem e ser mulher. O homem era destinado a viver o sucesso e os prazeres da vida, e a mulher, enquanto isso, era fadada a ficar no reservado espaço da casa e a acomodar-se na resignação. Essa mulher representa a nova família burguesa que, assim como a criança, precisa ocupar o lugar de frágil, delicada, assexuada, mais pura do que o homem e carente de proteção, incapaz de compreender certas temáticas e de tomar decisões sérias. Cada mulher se recicla nesse papel e reproduz esse jogo com as outras mulheres; dentro de si, reforça e estabiliza uma divisão permanente. Ou seja, ela se sente um ser humano autônomo e, ao mesmo tempo, tem a necessidade de ser a mulher que lhe ensinaram ser ao longo dos tempos. Por fim, o que sente é medo.

A questão central é: se a mulher não construiu o seu protagonismo, que visão a história cunhou sobre a sua participação? Quem escreveu a história da mulher? Qual é o problema de fundo que leva a mulher a perder o ápice de seu protagonismo como inteligência?

O fenômeno social do feminismo, na realidade, muitas vezes, externa-se como uma forma de vingança contra o homem, uma vez que ele é visto como autor, a causa da humilhação, do empobrecimento social e cultural da mulher, durante os séculos de história. Parece uma projeção no externo do ódio que muitos tipos de mulheres sentem contra a própria realidade feminina e expõem-no na sociedade, em particular, na figura masculina.

O conceito original da beleza feminina, da sua alma, da sua inteligência, não pode ser sentido enquanto a mulher cumpre critérios externos, construídos e transmitidos por muitas gerações, informações que a enfraquecem, sendo isso uma disfunção à constituição de sua própria identidade. Ela vibra, sente a própria força, eleva ao máximo a pretensão, quer o belo, o poder, tem uma sensibilidade especial, sabe o poder que tem de e ao gerar a vida. Contudo, no exato instante que a oportunidade real se mostra, surge um medo infundado, e ela não colhe o momento, retira-se do jogo. Perde o foco da ação vencedora, desiste. Deixa a oportunidade para outro, provavelmente um homem. Revolta-se, culpa o homem, mas não compreende a causa dessa sua fraqueza.

Todas as mulheres, principalmente as mais inteligentes, percebem a existência de um erro, mas não conseguem efetivamente identificá-lo. Não sendo capazes de realizar o seu projeto de natureza, passam a considerá-lo impossível, não o compreendem e, por sua vez, atacam. Apagam a própria luz; em boa fé, matam o próprio núcleo individual.

Não encontrando a solução vencedora e tendo já anulado a própria luz, a mulher se baseia em informações não vitais que estão no seu inconsciente: se eu fosse homem, conseguiria. Procura então ligar-se a um homem, imita-o, age do mesmo modo, pois, afinal, é ele o forte.

Meneghetti (2013), no seu livro *Feminilidade como Sexo, Poder e Graça*, esclarece que, para que a mulher de hoje seja capaz de compreender a função feminina, ela deve relativizar as disposições do passado e assumir, no presente, seu protagonismo social, e isso implica a solução de sua pessoa por meio do conhecimento profundo de si mesma.

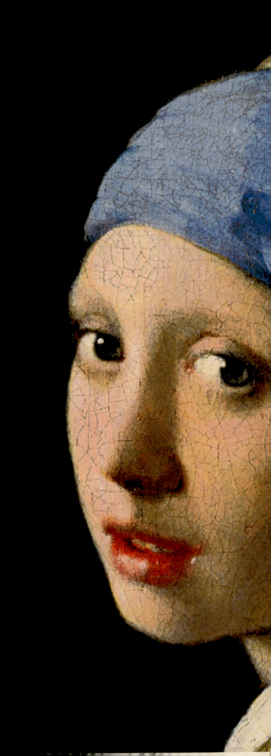

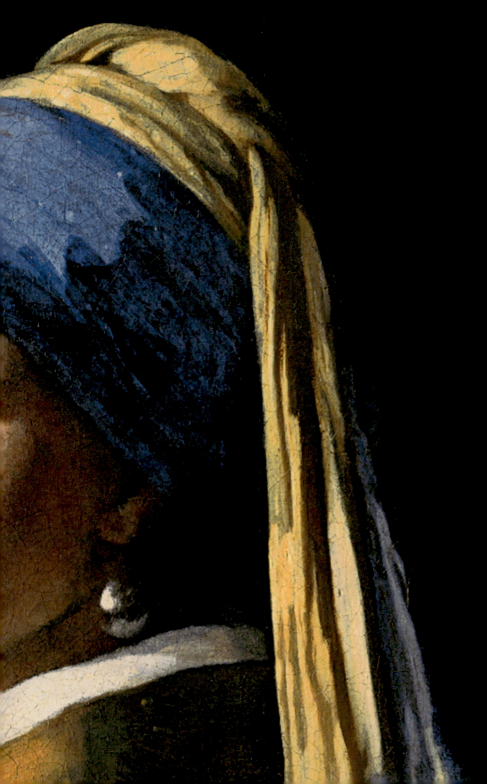

Jogos femininos

Durante os mais de 12 anos da nossa pesquisa (SCHUCH, 2001), individuamos alguns comportamentos recorrentes, característicos do estilo feminino que, aliás, não nos convém. Ao contrário, constituem-se empecilhos para o desenvolvimento do nosso projeto existencial de sucesso, de protagonismo individual no mundo da vida.

Concordamos com Meneghetti (2013, 1999, 1996), profundo conhecedor do gênero feminino, quando nos aponta que a raiz fundamental dos jogos femininos está baseada sobre uma frustração, isto é, motiva-se sobre um estado de inferioridade social, histórica e econômica da mulher. Essa colocação faz com que entendamos por que o agir da mulher se estabiliza nos estereótipos, em condutas sociais de valores tradicionais cristalizados.

Parece-nos evidente ainda hoje que, quem possui o símbolo fálico, possui o poder, a força, a superioridade de ação social e econômica, ou seja, macho significa ação, previsão, dar o sinal.

A mulher tem a mesma ambição do homem e, encontrando-se em complexo de inferioridade, lança-se em uma psicologia de antítese, de revanche. Como parte de seu instinto natural, ela é atraída pelo homem, mas antepõe, sobremaneira, a essa força, o desejo de suplantá-lo ou de vingar-se de uma suposta ofensa sofrida. Em outras palavras, quanto mais sofremos com o complexo de inferioridade, mais, em alguma parte inconsciente de nós mesmas, escondemos isso, lançando-nos à tarefa de nos sobressair.

Todas nós, mulheres, sentimos a necessidade de ser mulher-fêmea, sempre no modo como aprendemos na infância, mantendo como referência absoluta a nossa primeira díade. Parece-nos que é fundamental um permanente "querer, mas não pegar". É uma cadeia forjada há séculos, alicerçada já na infante-mulher, entre os seus três ou quatro anos de idade.

Ao nascer, a criança é pura promessa, é um projeto potencial aberto; no entanto, o mundo lhe é mostrado e filtrado pelos olhos de um adulto, que a gratifica, do qual depende e no qual confia. Esse adulto torna-se referência, imprime uma matriz, um modelo que aquela criança seguirá durante toda a vida. Ela poderá tornar-se igual, diferente ou mesmo o oposto, mas não será jamais a tela em branco que era no momento do seu nascimento.

O ser humano é assim: sem um adulto que o alimente, que o proteja e que lhe apresente o mundo, não pode viver. Esse modelo aprendido do externo, essa matriz, porém, torna-se prioritária, fixa, rígida, e o projeto de natureza, que, aos dois anos era claro, é totalmente esquecido, tornando-se inconsciente.

Nós, humanos, vivemos em relação, vivemos e nos desenvolvemos em grupo, mas o eu pergunta a si mesmo: quem sou? Qual é a minha parte nesse projeto existencial? Qual é o meu projeto individual no contexto mundano? O que estou fazendo aqui?

Partimos da tese, com base em estudos da ciência ontopsicológica, de que a mulher verdadeira, realizada, livre e feliz é sim possível. Porém, conforme já referido anteriormente, quanto às pesquisas realizadas durante doze anos com centenas de mulheres (SCHUCH, 2001), tornou-se evidente que: primeiro, a mulher não se conhece; segundo, a mulher tem medo da própria força; terceiro, a mulher não aceita o poder; quarto, quando tem a oportunidade de chegar a ele, cedo ou tarde, fixa-se em jogos que não convêm ao próprio crescimento e, em decorrência disso, acaba por.perdê-lo.

Nós mulheres somos mestras em jogos que, aceitos pela sociedade, divulgados e, em certo sentido, estimulados, não são ações inocentes. No entanto, suas consequências não nos convêm, pois são atitudes contra a vida; aliás, contra nossa própria vida. Independentemente de serem realizados de forma consciente ou inconsciente, seu resultado não é modificado. Mediante a introspecção e a pesquisa experimental, foi possível verificar, sempre lançando mão dos instrumentos indicados pela metodologia ontopsicológica (MENEGHETTI, 2013), que nós, mulheres, fazemos uso de um estilo de vida que nos leva a uma profunda dicotomia entre pretensão verbalizada e ação concreta. Essa dicotomia entre ser e fazer, entre querer e agir, leva-nos a um estresse constante e faz com que todas nós, no fundo de nós mesmas, sintamos, em alguma medida, frustração, estresse e medo.

Diante disso, propomo-nos a compartilhar as conclusões da pesquisa que desenvolvemos, justificando essa posição pelo fato de que esses estudos tocaram em questões historicamente relevantes. E por quê? Porque mudaram não somente a nossa vida, mas também a de pessoas que caminharam em busca da alegria de viver e que empreenderam, assim, o projeto individual e, com isso, se deram ao sucesso, à alegria e à paz.

Machismo

Observando bem, podemos considerar o machismo como uma renúncia de nós, mulheres. Furtamo-nos de assumir a nossa graça, nosso projeto de natureza, nossa eficiência pessoal e depois atacamos criticamente o homem por fazer o jogo que aceitamos, induzimos ou impomos.

O homem no comando externo é desejado pela maioria das mulheres, inclusive pelas potencialmente líderes. Agrada-nos estar sempre em segundo plano, protegidas do jogo aberto e mantendo sempre uma velada antítese contra o homem. A mulher quer o homem exposto, pois ele deve ser sempre culpado daquilo que não saiu como o desejado. É ela mesma quem não aceita uma relação de igualdade, por toda a oportunidade, responsabilidade e risco que isso implica.

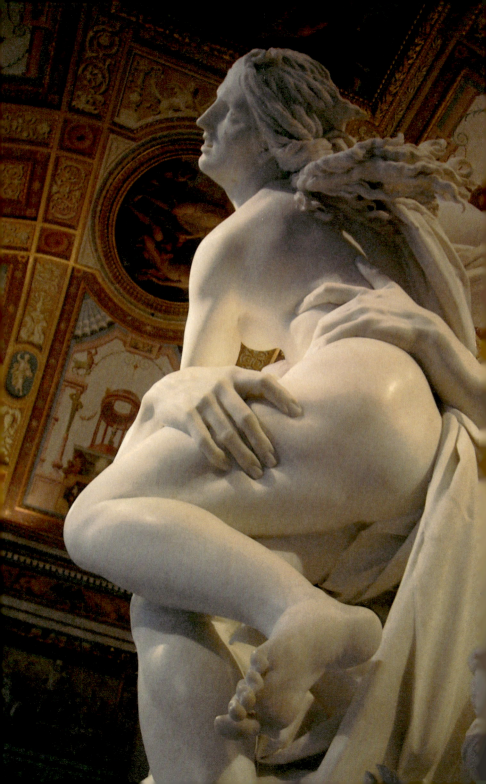

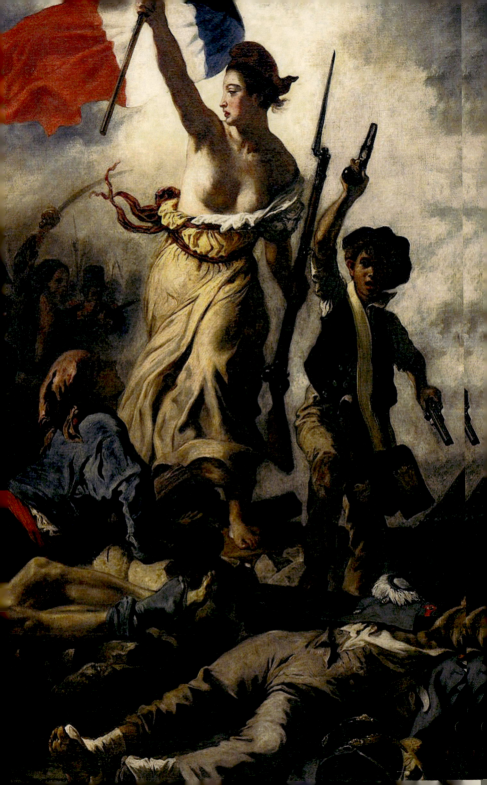

Obstinada, mas não realizada

Nós, mulheres, somos frequentemente do tipo "obstinada, mas não decola". Temos ótimas ideias e, enquanto ou depois disso, o homem formaliza, realiza e vence. Frustramo-nos, porque sabemos que a ideia foi nossa.

Por que não fizemos o nosso projeto decolar? Queremos ajudar, mas certamente não queremos assumir, entramos com nosso poder de criação e observamos. Caso o resultado seja negativo, não fomos nós. Entretanto, isso não nos convém, pois devemos ter em mente que, se o resultado for espetacular, também não serão nossos os méritos. Vence quem tem a ideia e a coloca em ação histórica de sucesso.

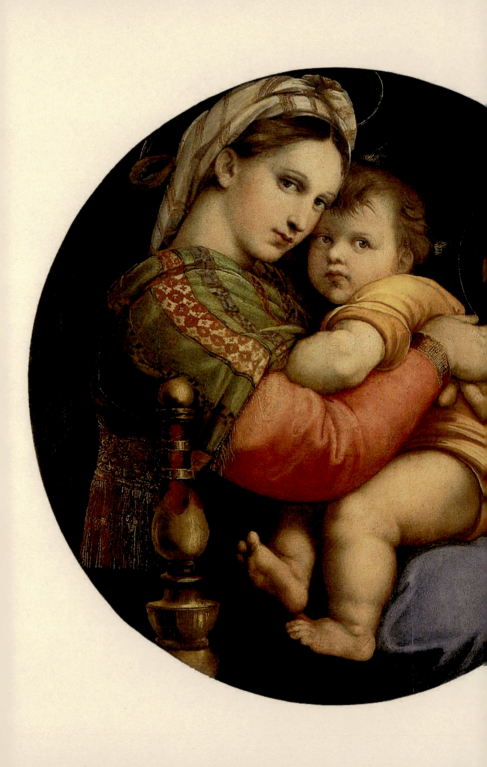

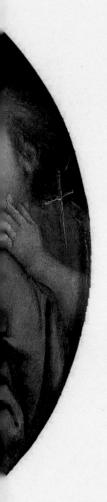

Dependência econômica da "rainha do lar"

Diz um marido orgulhoso: "minha mulher é a rainha do lar, não depende de mim e pode dispor do meu dinheiro como se fosse seu".

Quando as receitas financeiras são providas somente da parte do marido, a mulher será a rainha da casa até que aja de acordo com o interesse dele. Ela põe-se em uma posição de inferioridade evidente: precisando ceder, agradar, bajular, solicitar, fazer concessões. Nós, nesse caso, não temos barganha para negociar. Esse ceder não é neutro, é cumulativo. Desencadeia frustrações, arrependimentos e violências mais ou menos veladas. Impor ou ceder é a mesma coisa. Aquele que impõe é violento como outro, mas aquele que se submete é violento consigo mesmo. Não há diferença alguma entre os pares nesse acordo.

Jogo com o *partner* – débito impagável

Ingressar em uma relação é fácil, mais difícil é sair dela ileso. Socialmente, sabemos: a mulher é considerada a parte fraca, a vítima.

Amamos dizer que demos um filho ao nosso marido, que proporcionamos a ele paradisíacos prazeres, que entregamos a ele a nossa juventude e, então, em razão disso, ele possui tantos débitos para conosco!

No entanto, dar significa "doar" e, nesse caso, não existe dívida alguma. Quando existirem débitos, então, nós não demos, emprestamos ou alugamos, e não é possível cobrar do outro, porque esse é um débito impagável.

A mulher entrega ao homem a própria inteligência, a própria força, o projeto que ela é e, por isso, não perde somente o ter, perde a oportunidade de ser. Aquilo que pretende receber tardiamente é a vida que não viveu, que desperdiçou; porém, agora é passado. Se ela deu prazer e não sentiu, se ela deu filhos e não os queria, deve assumir que errou e recomeçar: isso é possível. Temos muitos exemplos na história que ilustram a cobrança da mulher frustrada como ação a desencadear a ruína de grandes homens. Não nos convém, portanto, delegarmos ao homem a responsabilidade pela nossa própria inteligência, porque perdemos a oportunidade de ter uma relação de verdadeiro desenvolvimento e de constante prazer, para ambos!

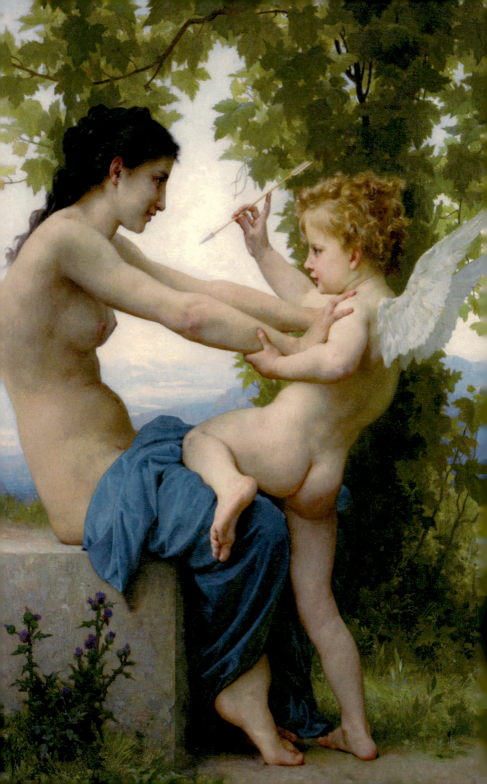

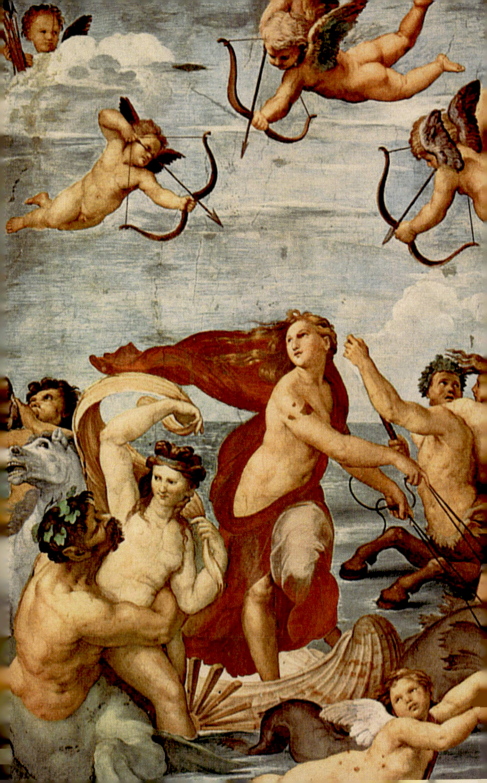

Hierarquia de valores

Nós, mulheres, muitas vezes, esquecemos a hierarquia elementar dos valores dos negócios em sentido econômico. Temos dificuldade em centrar a identidade do nosso próprio valor. Fazemos confusão entre ambição, sentimento, ação social, escopo de vida, sexo, família... e, ao fim, sentimo-nos frustradas.

Precisamos entender que existe uma hierarquia, e as pessoas que realizam o próprio projeto existencial não perdem tempo: trabalham sempre, pretendem o sucesso, visam e trabalham para alcançar o objetivo, o poder, a evolução, o primado econômico, político, social.

Se nós, mulheres, queremos crescer, precisamos compreender que existe uma inexorável hierarquia de valores; devemos, então, desenvolver a capacidade psicológica de gerenciá-la nós mesmas. Trata-se de conseguir ver, sem meios termos, o que se deseja e passar à ação, com dedicação total, com inteligência. Trata-se de saber fazer escolhas, ir construindo, caminhando sempre, na direção do fim pretendido, sem olhar para trás ou ficar imobilizada em determinado lugar, engessada diante de certas situações. É preciso ver aquilo que agrada, aquilo que se quer fazer e, por essa escolha, andar... mover-se objetivamente na direção do ponto de interesse.

Ciúme

Ciúme e lamentação podem ser muito úteis para destruir a relação e reduzir os outros à condição de inferioridade; porém, não nos convém. O ciúme é uma doença e deve ser entendido como tal. Faz parte do eterno complexo de vingança da psique feminina, é um enorme erro interno que provoca raiva, com necessidade de agressão externa, e o parceiro é apenas um ensejo.

A mulher frustrada é muito eficiente em demonstrar o próprio ciúme e ainda em fazer despertar esse mesmo sentimento no companheiro. Esse é um jogo que o homem não percebe, ele crê que sua mulher é, de fato, vítima. Ela diz: "sofro por sentir ciúmes de ti", ou "aquele homem não para de me olhar", "aquele teu amigo me convidou para jantar", "aquele senhor me tocou" etc. Também os filhos podem ser usados para provocar ciúmes: quando os tratamos de modo preferencial, dando-lhes certo protagonismo, quando falamos com eles, com certa entonação vocal, quando nos movemos, de um determinado modo, enfim... alimentamos, com tais gestos, uma competição na qual não haverá vencedores.

O homem, que, em 99% dos casos, não se libertou dos próprios complexos e deseja a posse da mulher assim como queria a atenção preferencial da mãe, seu primeiro amor, entra

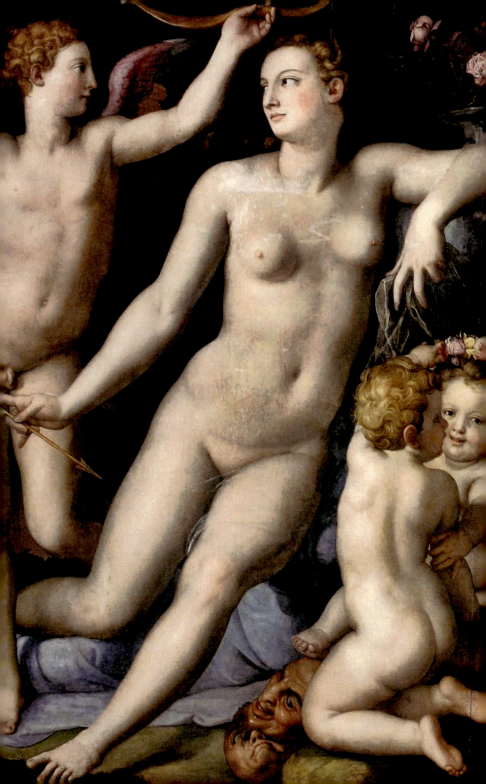

logo na disputa e, no caso do amigo, começa a sentir certas suspeitas. Iniciam-se as rivalidades, e o convívio é abalado. Os amigos, os companheiros, os camaradas são muito importantes para os homens. No caso dos filhos, entra logo em culpa, porque, ao final de tudo, aquele é seu filho e, teoricamente, ele deve dar-lhe tudo. O homem não sabe que ninguém é capaz de tocar uma mulher sem que ela o estimule, provoque, dê entrada e, de um modo ou de outro, queira isso.

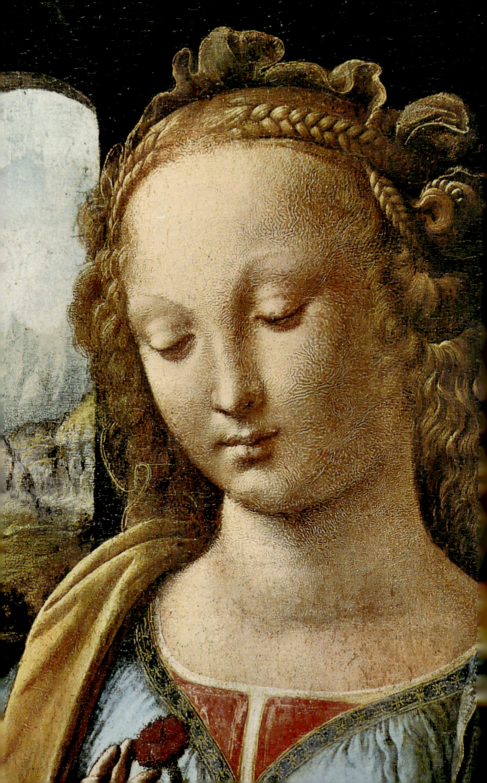

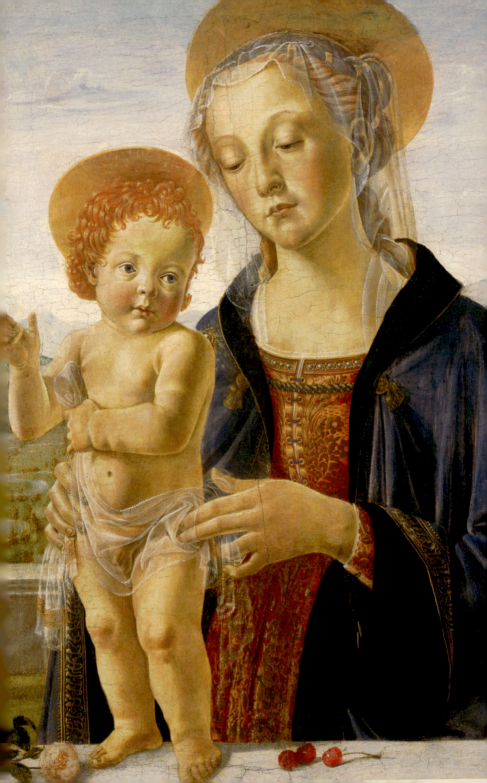

Com os filhos

Usar a desculpa de precisar cuidar dos filhos pode parecer eficiente por certo período, porém não é um bom investimento para a mulher, não lhe convém. Com o uso dessa estratégia, perdemos tempo e, depois, quando os filhos crescem e não podem mais ser usados, estamos já atrasadas no nosso projeto, encontra-mo-nos fora do jogo. A mãe de boa-fé, muitas vezes, por causa de sua própria infantilidade, continua a agir de modo a fazer com que os filhos se tornem eternos parceiros dependentes, prende-os a si, protege-os, não permitindo o seu desenvolvimento. Incapazes de vivencia-rem o próprio projeto, substituindo-o, muitas mães impedem os filhos de terem e realizarem o seu, ou seja, ao superprotegerem os filhos, anulam também o projeto deles. Quando nos empenhamos em ser as únicas mediadoras na relação filho e mundo, contribuímos para que se tornem fracos, infantis e incapazes de entra-rem na competição social de modo direto, em primeira pessoa, como protagonistas.

O pai não tem acesso direto aos filhos, sua relação é conduzida pela mãe, a qual con-trola, de forma absoluta, a situação familiar, seja de modo claro, seja de modo velado. Temos o controle de todas as problemáticas familiares, poder esse que é nosso, por sermos o primeiro adulto de referência para a criança.

A mãe diz: "olha que eu conto para o teu pai", "deixa que eu me entendo com o teu pai", "o teu pai está furioso porque tiraste notas baixas na escola", ou, ainda, "teu pai é um pouco intransigente, mas eu posso controlá-lo", e assim por diante.

Por outro lado, ela diz ao marido: "estou muito cansada, as crianças não me deixaram dormir", "vivo para os teus filhos", "hoje as crianças estavam endiabradas", "não dou conta de tantas atividades" etc. O filho não é inocente, percebe perfeitamente o jogo familiar e aprende a adaptar-se a ele. De modo a obter facilidades, pensa: "se é ela que comanda e gosta assim, faço desse modo e recebo, facilmente, recompensas". Prostitui também ele o próprio projeto existencial e, tornando-se cada vez mais exigente e caprichoso, aprende a chantagear, alternada e oportunamente, tanto um quanto outro, chegando assim ao que deseja, sem esforço próprio.

Com isso, as dificuldades do filho se iniciam quando ele entra na relação social com indivíduos diferentes daqueles do seu ambiente familiar. Não sabe lutar de modo honesto e, não compreendendo por que o jogo não funciona, começa a sentir-se mal, sente-se fraco, incapaz, sente raiva, revolta-se e retorna à família. Entrando em regressão infantil, perde a possibilidade de desenvolver-se e instintivamente agride aquela pessoa de onde chegava a abundante gratificação que agora não mais o satisfaz. Quando nos tornamos adultos, a família não nos basta, e nossas contas são feitas no ambiente social e de acordo com as leis do universo (MENEGHETTI, 2007).

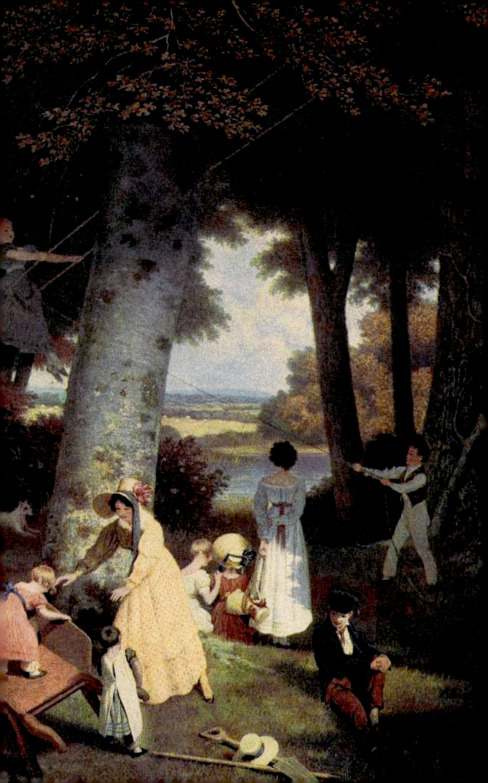

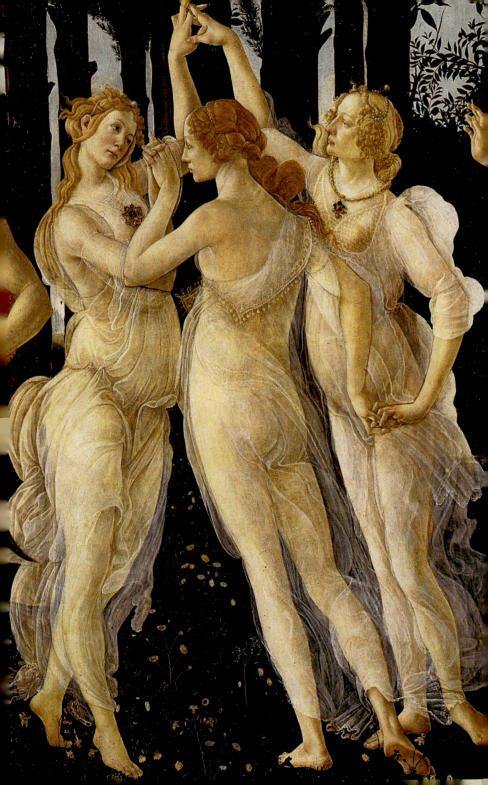

Entre mulheres

As mulheres jogam constantemente entre si. Por meio de fictícias amizades, de presentes, de sorrisos e contatos pretensamente casuais, são elas que mantêm o controle dos movimentos do companheiro ou do homem de interesse: com quem ele saiu e a que horas ele retornou, para quem ele enviou flores, para quem deu presentes, com quem falou ao telefone, e assim por diante. Não é um jogo inocente, e isso todas sabem. É, antes de tudo, um trabalho de espionagem, dissimulado em preocupação, atenção, afeto, ternura, amor. É uma forma de troca de favores, consciente da parte das mulheres; porém, na maioria das vezes, imperceptível pelo homem, que considera sua companheira inteligentíssima, porque ela sonha com seus gestos ou adivinha as suas ações e os seus pensamentos mais íntimos; avalia: "talvez ela seja mesmo uma vidente". Ele não vê a conexão e, desse modo, é colocado em dificuldade, tornando-se uma marionete na disputa de poder entre elas.

Verdadeiramente, o grande jogo é sempre fixado no "ter", na posse: aquela que possui ou controla o homem é a que tem mais. Se, por acaso, surge uma mulher séria, honesta e eficiente, coloca-se, nela, um defeito, faz-se qualquer insinuação para envenenar a possível forte concorrente e fazer com que o homem permaneça sempre no giro, dependente. A finalidade é manter o poder sobre o homem, sobre a sua atenção, sobre os seus bens e, ao final, dominar a sua inteligência. Convém esse jogo? Quem ganha?

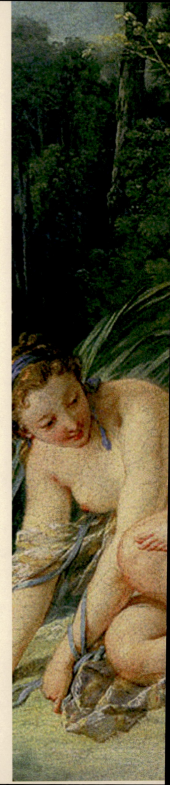

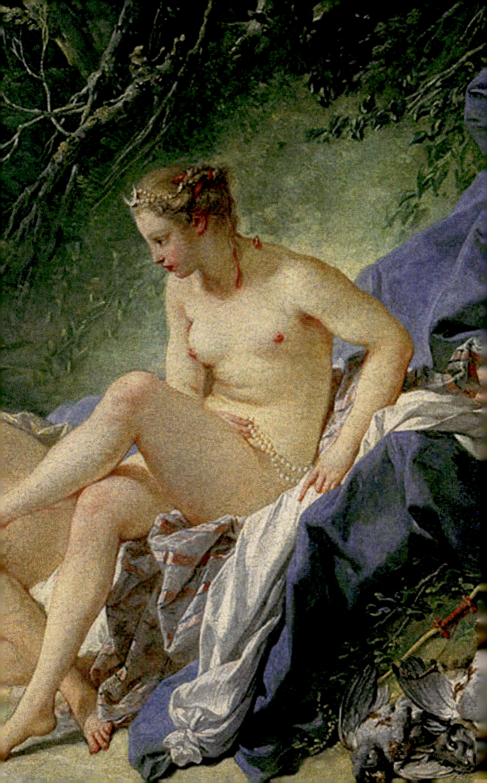

A música é sempre a mesma

Alguns casais que se consideram muito avançados, modernos, maduros, fazem a livre escolha de viverem cada um na própria residência, a fim de que seja possível manter a individualidade e a liberdade pessoal. Isso é também algumas vezes facilitado aos filhos já crescidos.

Em tese, isso é ótimo; na realidade, o que efetivamente acontece, na maioria dos casos, conforme nossa observação, é o seguinte: o homem, o pai, responde pelas despesas de todos; a mulher, a mãe, escolhe o lugar para cada um; a mulher administra todas as casas; a mulher faz as compras para todos; a governanta é a mesma para todos e trabalha sob a orientação da mulher que comanda todas as casas.

Quando as coisas acontecem desse modo, "mudam-se os instrumentos, mas a música é sempre aquela". O jogo feminino de domínio permanece inalterado ou potenciado. No que tange ao homem, é mais controlado do que antes, porque crê, de modo infantil, ser livre naquele espaço em que, de fato, é controlado. Os filhos adultos, nessa situação, tornam-se mais viciados do que antes, porque, a esse ponto, sentem-se patrões da casa, sem mérito pessoal. Já a mulher perde um tempo enorme e se afasta ainda mais da sua responsabilidade pelo crescimento pessoal. A quem convém esse teatro?

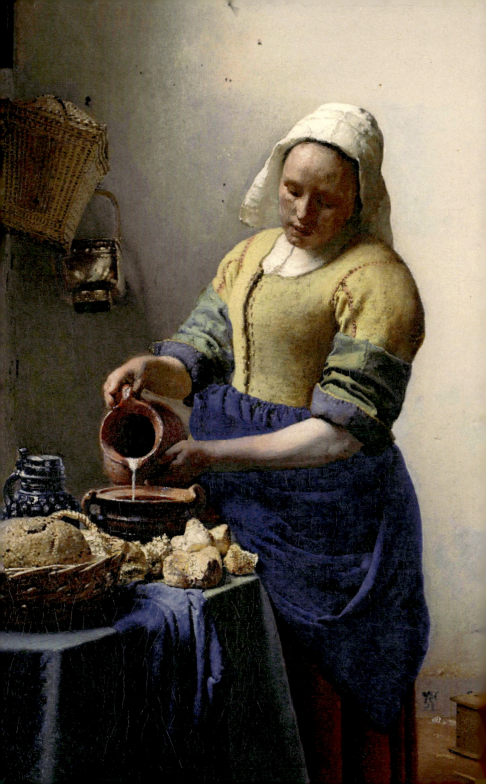

Curiosidade

Agrada a nós mulheres estar sempre a par do maior número de informações possíveis, ter em mãos atualizações, saber o que está acontecendo no momento. É importante o primado disso, sendo indiferente se o fato é relevante ou não, verdadeiro ou não. Faz-se valioso que sejamos "a primeira a saber" para, com essa "novidade", causar impacto nas amigas. Temos a necessidade de saber aquilo que sucede na vida dos outros: o que faz o amigo da amiga, como a amiga se veste, como estão os amigos da amiga, aonde vão os outros, o que está na moda, o que comem os outros, o que preferem beber, o que é *in* e o que é *out*, e assim por diante.

Além de perder tempo para obter as "notícias", perdemos outro tanto para repassá-las. Colocamos, portanto, o foco na vida dos outros no lugar de viver a própria; olhamos em torno e jamais para dentro de nós mesmas. Vivemos tendo como referência um ponto externo e, como consequência, perdemos o próprio projeto, dele nos afastamos cada vez mais. Não convém.

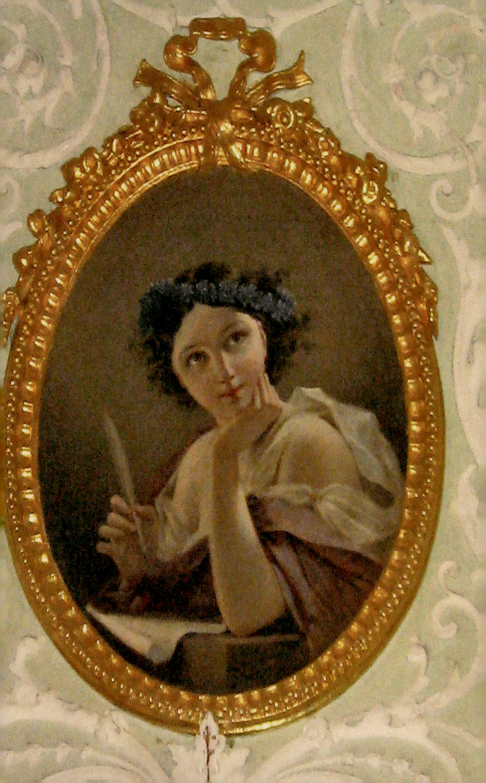

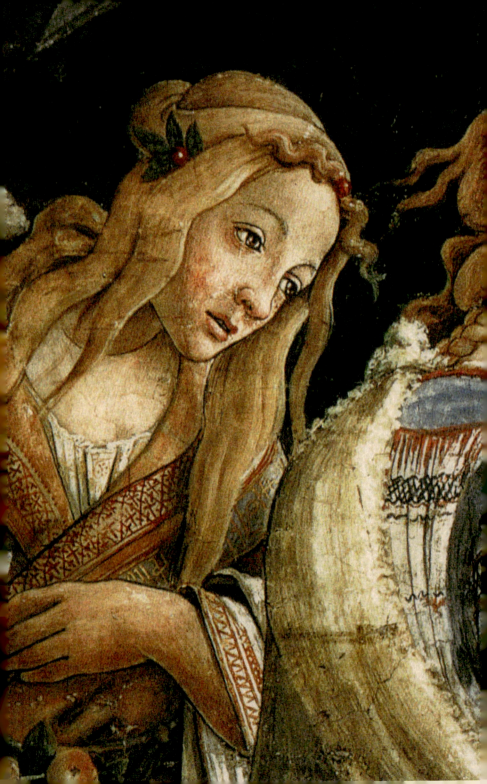

Amor pelo problema

Outro ponto que observamos com frequência é que a mulher ama e cultiva um determinado problema, assim como também a sua causa. Tantas vezes defendemos aquilo que impede o nosso desenvolvimento, como um relacionamento pouco funcional ou um filho já crescido, que insistimos em proteger, servir, substituir. Por ter medo da nossa própria força, por não sabermos o que fazer com ela, fixamo-nos em gestos como dar, ajudar, compensar e, desse modo, anulamo-nos. Em vez de ensinarmos as tochas a brilhar, insistimos em apagá-las.

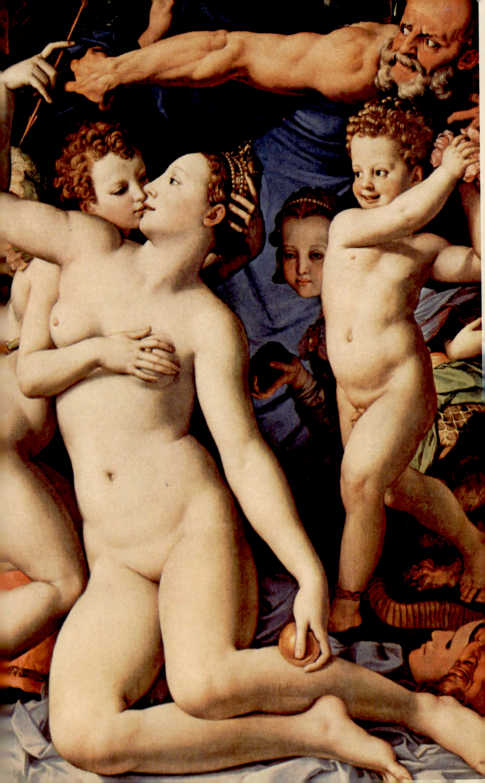

Infidelidade

O perigo para uma mulher é, na maioria das vezes, outra mulher, de algum modo, frustrada, mesmo que possa parecer amiga e serviçal. Se, consciente ou inconscientemente, é assim, frustrada, como consequência, também será invejosa, traiçoeira e infiel. Colocará pequenos ou grandes venenos, jogará para desviar a parceira, a colega, enfim. Como ela não cresce na medida de seus desejos, muitas vezes desmedidos, quer que a outra seja como ela e exercita, nesse caso, um contato prejudicial.

Quando colocamos juntos um doente e um sadio, quem tende a ser contagiado é o sadio. A inveja, a doença, a podridão, que são estruturas mais organizadas, absorvem a energia vital de modo muito evidente para o observador atento, porque precisam consumir isso...

O sadio, geralmente desatento, minimiza o perigo e é envolvido no movimento predador do outro, entrando em perda e, depois, tornando-se igualmente negativo ou doente, pois a inveja é uma doença contagiosa.

É um círculo vicioso: quando alguém se encontra em estado de frustração, pequena ou grande que seja, joga para tornar o outro igual a si e, assim, sem cessar, evidencia-se o princípio dos vasos comunicantes.

Por esse motivo, quando desejamos realmente ajudar uma pessoa a crescer, devemos permanecer sempre atentos. Muitas vezes, em um primeiro momento, ela aceita a ajuda e faz um movimento positivo. Parece-nos ter começado a entender que também nela há a possibilidade de realização do próprio projeto de natureza. Entretanto, ao encontrar dificuldades iniciais, retorna para o antigo modo de comportamento e trai quem tentou ajudá-la, induzindo, atraindo, ao próprio modelo: dependente, frustrante.

É quase impossível encontrar uma mulher que viva de modo permanente e tranquilo à própria beleza interior. Observando seu modo de verbalizar, parece que gostaria de ter e ser; mas, além isso, corre junto para que a outra não tenha e não seja, ou, pelo menos, que a outra tenha e seja menos do que ela. Sua curiosidade exercita um tipo de controle sobre os outros e, caso note que a outra seja ou tenha mais, inicia sutilmente a injetar veneno, como: ela é rica, mas não é bela; ou ainda, é bela, mas não tem bom gosto; ou, ela tem um ótimo marido, porém os filhos não são bem-sucedidos na escola.

Externamente, demonstra amizade, compreensão — e a amiga, que está em abundância, naquele momento, ingenuamente se abre —, mas, sutilmente, de modo mais ou menos consciente, instila seu veneno, para reduzi-la ao próprio nível ou a uma condição inferior à sua, se possível; ou seja, como sente medo de desenvolver a própria força, procura nivelar por baixo: eu não tenho, eu não sou, mas também ela não tem, tampouco é; logo, faz-se realmente impossível para a mulher ser totalmente realizada e feliz. Nada aflige mais uma mulher do que a beleza, a felicidade e o sucesso da outra.

Emoções vazias

Quando nos aproximamos de alguém que vence, que está em graça, em ação, sentimos uma força que nos toma: nossas células se ativam, nosso coração bate mais forte, nossa saúde toma outra direção, nosso corpo acorda, reage, informa, quer andar avante, e as coisas começam a funcionar também para nós. É uma informação física, celular de natureza, real. Então, todas as pessoas acorrem àquela líder, porque, naquela pessoa, está contida a própria vida, a própria vantagem.

Nesse ponto, aquela líder começa a ser gratificada, nutrida, amada e, se não souber conservar com muita atenção as suas emoções, a sua identidade, a sua unidade de valor, vê-se embrulhada nessa bola de emoções vazias e perde seu carisma. Perde-o, porque viveu, gozou, aceitou, recebeu dentro de si como um bem, uma semântica de erotismo vazio de uma pessoa ou de um grupo de pessoas. Não percebeu que aquilo era corrupção, lisonja, bajulação, vaidade, sem exercício de ação concreta e se deixou parasitar; por isso, como consequência lógica, perde tudo.

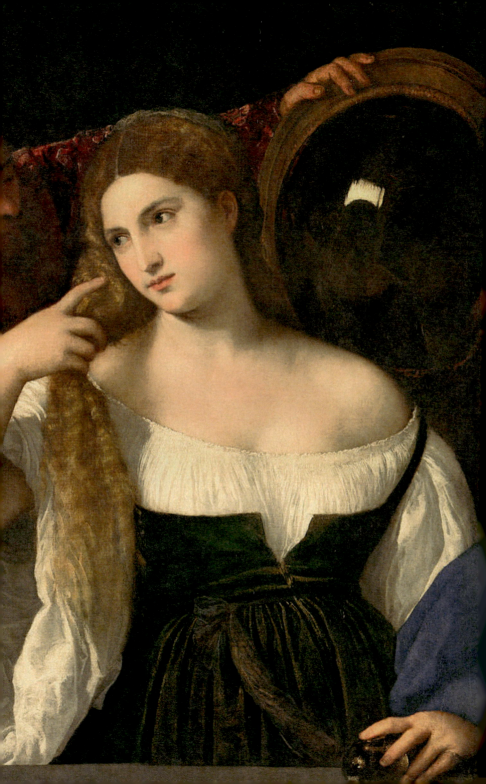

Atalhos

Quando uma criança, aos 3 ou 4 anos de idade, recebe um modelo de vida imposto pelo adulto que a gratifica, ela sabe que não é verdadeiro, mas é pequena e precisa adaptar-se para viver. Inicia-se, assim, um jogo que infantiliza e enfraquece a capacidade de luta, de sofrimento, de reação. Essa passividade fixa acriança, mata a possibilidade que está nela da realização de seu projeto pessoal, tornando-a incapaz de experimentar-se lealmente.

Entre os 12 e 14 anos, quando vê com clareza o jogo dentro da família, na maioria das ocasiões, escolhe novamente continuar nele, porque, por meio disso, obtém tudo de modo fácil. Entre os 18 e 24 anos, quando já é adulta e pode construir a própria estrada, geralmente, confirma o jogo do atalho e da facilitação e, por sua vez, assim também age. Continua a usar atalhos não convenientes para o próprio desenvolvimento, para a realização do projeto pessoal: ao escolher uma profissão, gostaria de ser arquiteta, mas como a família possui uma fazenda, estuda Veterinária ou Agronomia para agradá-la, e assim iniciar-se profissionalmente, já em uma posição de destaque social e econômico. Gostaria de sair de casa, possuir sua própria residência, mas então, para encurtar a estrada, liga-se a um eleito príncipe encantado.

Realmente a jovem não percebe com clareza que, agindo desse modo, sai de uma prisão e entra em outra muito mais pesada, assinando um contrato matrimonial, em que consta que deverá estar à disposição do outro até que a morte os separe, ou iniciando um trabalho que nada tem a ver com o seu projeto pessoal, quando deverá aguardar a morte dos familiares para poder chamá-lo de seu.

Na obra *Pedagogia Ontopsicológica*, Meneghetti (2007a) esclarece que essa é fundamentalmente uma forma de preguiça infantil, mantida na fase adulta e que, sucessivamente, com o passar dos anos, pode ser observada em medo crescente de arriscar com a verdade de si mesmo, o que depois se transforma em angústia, estresse e cristalização. Uma vez que a estrutura da criança foi formada de modo não conveniente a ela, ou seja, na pretensão de receber, essa se moverá somente nesse sentido pelo resto da sua existência e será, de qualquer modo, uma pessoa falida.

Limitações

Faz-se evidente que, quando existe uma carência pessoal, surge a necessidade de limitar o outro ao modelo desse eu que se sente incompleto, talvez vazio. Quando não somos capazes de viver nossa própria liberdade e prazer, agimos no sentido de reduzir a liberdade, o prazer e a paz do outro de qualquer modo. Por consequência, a relação transforma-se, muitas vezes, em uma troca de limitações: "tu não podes chegar tarde, porque eu tenho medo de estar só", "eu não durmo enquanto tu não chegas", "fico preocupada que possa ter acontecido alguma coisa contigo", "não vou ao cinema com minhas amigas para ficar contigo, então, tu não vais ao futebol", "não saio este fim de semana e também tu não sais", "uma mãe somente encontra a paz quando os filhos estão em casa", e "não fui a Nova Iorque para uma viagem de compras com minhas amigas, então tu deves fazer um programa comigo".

Isso significa: eu não faço aquilo que desejo, porque não tenho coragem; então, tu não fazes aquilo que desejas. A tendência de limitar o outro aumenta na proporção da frustração que a pessoa sente em si mesma.

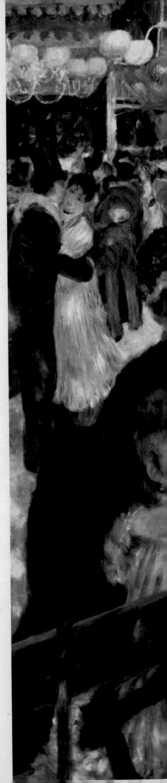

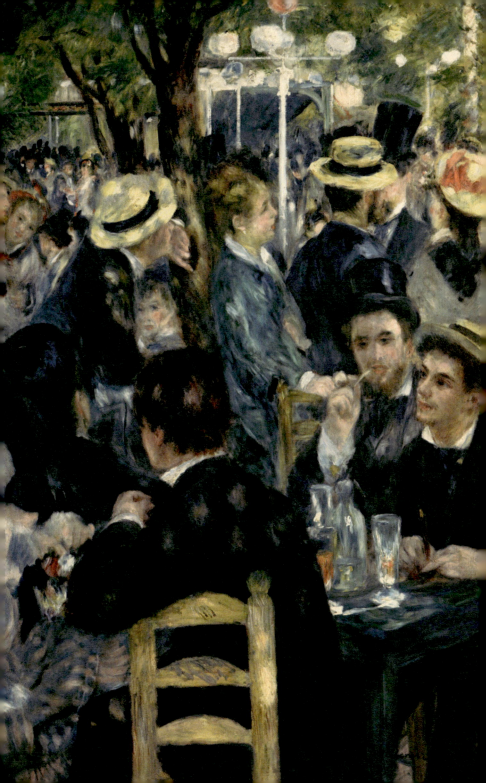

Discurso

Tantas vezes ouvimos, com certa desilusão, as frases que elencamos a seguir, verbalizadas por mulheres com alto potencial de liderança, ricas, inteligentes, na faixa etária que vai dos 30 aos 45 anos. Todas afirmando categoricamente que desejam crescer:

"Este ano cancelei minha matrícula na universidade, porque pretendo fazer uma cirurgia plástica nos seios em outubro."

"Este ano não posso assumir nenhum compromisso, porque meu filho contrairá matrimônio em dezembro."

"Este ano será muito duro, não posso iniciar nada, porque tenho o exame de vestibular da minha filha."

"Não posso iniciar o curso de pós-graduação que tanto gostaria, porque devo estar em casa às sete horas para esperar meu marido."

"Estou preocupadíssima, não posso pensar em nada mais, espero meu primeiro netinho."

"Não posso assistir à conferência sábado, porque nesse dia meu marido sai com seus amigos, e isso pode tornar-se um hábito."

"É difícil, tenho já quarenta anos, não estou em idade de iniciar coisas novas."

Verdadeiramente, é muito fácil ver e brincar ao observar a falsidade desses argumentos; porém, é dificílimo, quase impossível, perceber os próprios limites.

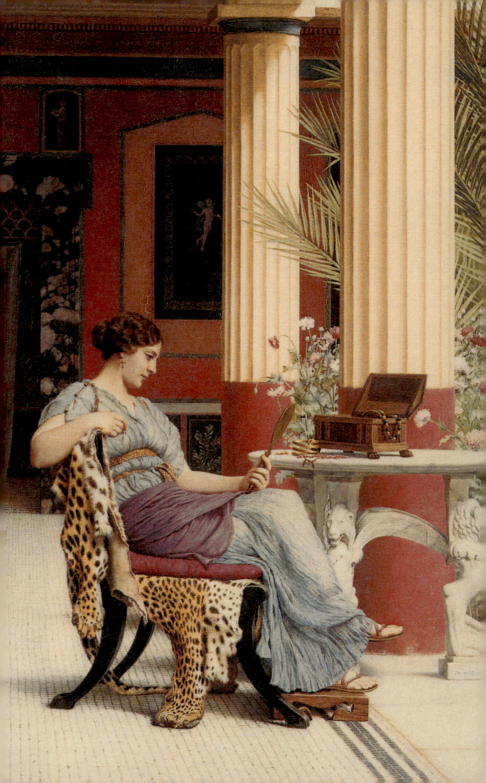

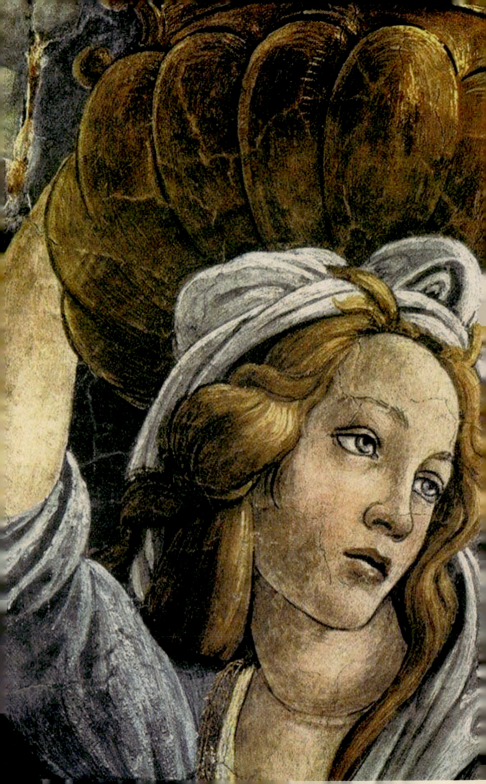

Trabalho

Em outros tempos, a mulher não podia trabalhar, não tinha esse direito, hoje tudo lhe é possível. A mulher é livre, mas é muito difícil encontrar uma de nós que saiba ser um projeto único e específico da vida. Geralmente, compreende que agora tem "permissão" para trabalhar, que isso é moderno — afinal, nas novelas e nos filmes, as mulheres trabalham —, que, com o dinheiro ganho, poderá comprar mais coisas, principalmente supérfluas, aquelas coisas que o pai ou o marido não lhes quiseram dar; porém, no fundo, o dever de manter a casa é ainda do "chefe da família", do homem. O homem, se não trabalha, é discriminado; a mulher, nem sempre.

Já ao nascer da filha, o pai transmite-lhe a ideia de que ela é uma "princesinha" e que ele providenciará tudo aquilo que ela desejar, será sempre o seu protetor, enquanto a mãe passa--lhe certo desconforto pelo dever feminino de submeter-se ao homem, chefe e provedor da família. Ao filho homem, é passada uma mensagem de que ele é responsável e deverá pagar tudo sempre, quando crescer, pois, será o chefe.

Então, no momento de entrar no mercado de trabalho, a mulher costuma usar os habituais jogos infantis: jogos de sedução, emoções, fragilidade, necessidade de ter certos direitos, certos impedimentos. Quando se dirige ao patrão, no início, demonstra a inteligência e a competência que realmente possui, verbaliza sua ambição;

mas, ao menor movimento de aproximação dele em direção a ela, de modo protetor, emocional ou erótico, perde a direção vencedora. Qualquer homem é capaz de saber de que modo a mulher está se posicionando, ele sente a fragilidade de uma mulher que é ambivalente.

No caso em que a mulher pretenda crescer como inteligência, ascender a cargos de comando e neles manter-se, não pode aceitar propostas de proteção ou de caráter erótico, os quais vão do simples olhar a jantares, presentes, gentilezas, insinuações, pequenos gestos. Nesse jogo, o homem é perito e, por meio dele, usa sexualmente a mulher que se propõe como sexo, usa a intuição feminina, que é superior à dele, e a faz subalterna, apoderando-se do controle da situação quando ela não é capaz de fazê-lo.

Não é importante se ocorre o contato físico entre ambos, isso é indiferente. Se acontecer a aceitação mental, se ela sente certo calor, certo contato na zona genital em um encontro no qual existe a pretensão de fazer negócios, é porque a mulher abriu o seu íntimo, já perdeu a fria inteligência do negócio e a possibilidade de comando da situação; está, portanto, nas mãos dele. Começa a sentir-se eufórica e plenamente gratificada. Ele a deseja, então, ela é realmente uma princesinha, apetitosa, ele é amigo, protegerá essa mulher como o pai sempre o fez, então, ele pode comandar, ou antes, é melhor que ele comande. O homem comanda porque a mulher assim o quer.

Muitas mulheres assumem importantes posições e depois as perdem justamente porque fazem confusão sobre esse ponto. O número de mulheres sobre esse planeta é maior do que aquele dos homens, mas o comando é dos homens, porque a mulher não é séria.

O homem, o verdadeiro vencedor, quando trabalha, usa todos os meios, mas jamais perde o foco do negócio que dá a ele o poder, dividendos e realização pessoal. Pela sua facilidade de aceitar com seriedade a posição de comando, o homem continua a ser o natural detentor do poder.

Ambição

Lamentavelmente, muitas vezes, devido a uma inadequada pedagogia empreendida a um alto nível de potencial da criança, desencadeia-se, no adulto, uma dicotomia, uma divisão entre os meios concretos dos quais dispõe e a realidade do potencial que é. Parece estar aí a promessa de qualquer projeto de ser: grande, verdadeiro, belo, que é ambicioso na medida de seu potencial de natureza; enquanto isso, em realidade, nada se faz para que isso se efetive. Essa pessoa ambiciona muito, mas não sabe construir concretamente sua própria grandeza. O que ocorre com muita frequência é que, quando era pequenino, obteve a total centralização e atenção tanto da família quanto do ambiente circunstante: naquela situação, acreditava ser o melhor; porém, quando enfrenta a sociedade, torna-se frustrado, negativo e, então, procura alguém vital para usar, tirar proveito. Possuindo uma inteligência superior, por meio da sua dor, aprende uma perversa racionalidade, e, dessa maneira, procura prevalecer-se sobre os outros.

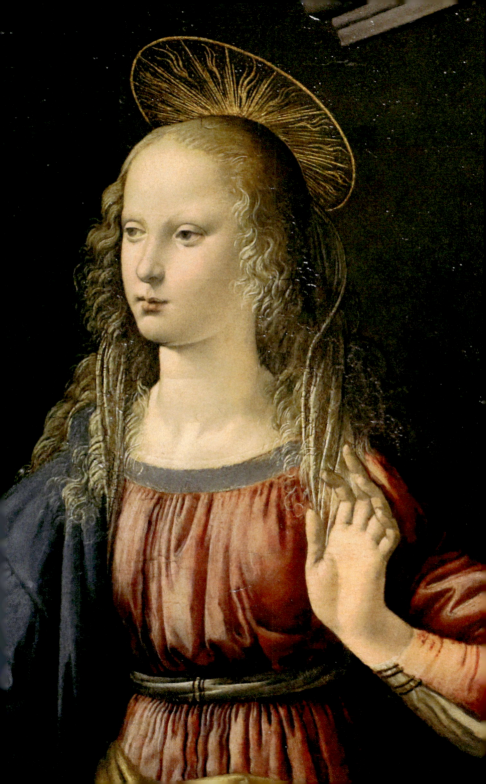

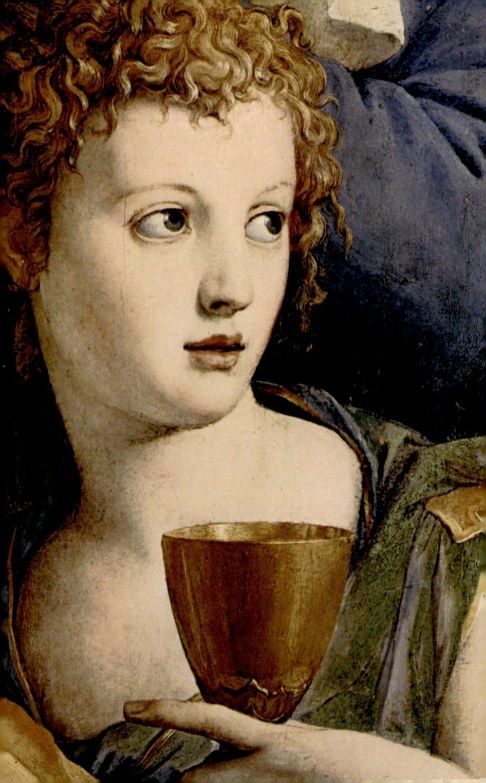

Psicologia negativa e positiva

Cotidianamente, observamos que aquelas pessoas consideradas positivas, sem o saber, contribuem para o fortalecimento dos assim chamados negativos. O mal aumenta sempre que o positivo confia, abre-se e dá àquele sua energia. Essa posição é atuada automaticamente; apenas o carente percebe a possibilidade de confiança do passivo. O negativo ativo toma a energia para chantagear os outros, porque sozinho tem medo, não se sustenta.

Isso ocorre sempre que uma pessoa, em um momento vencedor, positivo e feliz, não usa aquele seu potencial energético abundante, não o utiliza em seu próprio projeto existencial de modo responsável, deixando-se parasitar. Depois de algum tempo, sente-se esgotado e adquire, também ele, para sobreviver, a necessidade de parasitar. O negativo é um frustrado, um carente e é consciente da própria falsidade, mas não conhece outra possibilidade de comportamento — sua ação é automática, instantânea. No entanto, se uma pessoa se encontra em um momento positivo consciente e é atento a como se movem as dinâmicas ao seu redor, o negativo não lhe toma absolutamente nada, aponta-nos Meneghetti (2007).

A mártir

Algumas de nós, mulheres, temos uma particular necessidade de sermos mártires, sofredoras. Vivemos um tipo de sadismo velado, disfarçado. Parecemos incapazes de aceitar alegremente a simplicidade da vida, de assumir o prazer simples que ela nos oferece.

Seja qual for o tipo de teatro que esse tipo de mulher escolhe para interpretar, deve ter uma parcela de sofrimento e sacrifício que ela tende a exaltar. Existe uma programação inconsciente, na base de sua personalidade, que esconde sua cumplicidade com a desgraça, sua própria imaturidade e a falta de vontade de responder à própria responsabilidade com alegria. Tende a enquadrar-se em alguns papéis, como: a mãe, a santa, a prostituta ou a freira, papéis esses assumidos na infância, estimulados pelo estereótipo familiar e pela aceitação do ambiente social próximo. Uma vez selecionado o papel a desempenhar, adapta-se e vive com dedicação total àquele escolhido, sacrificando a própria possibilidade de ação criativa.

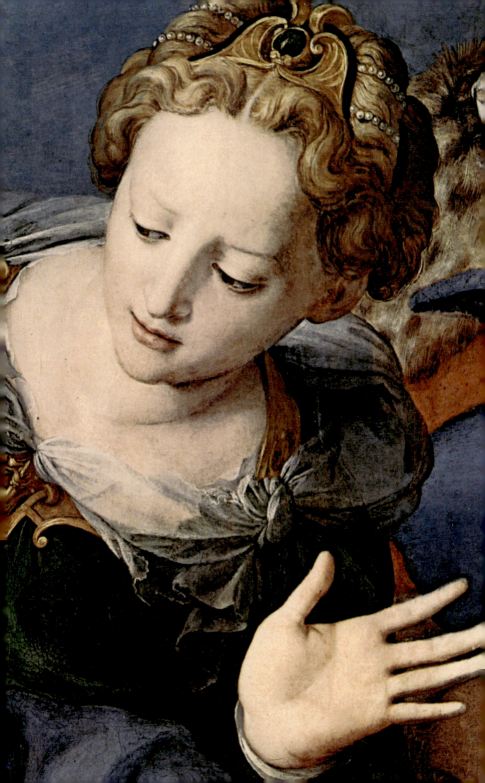

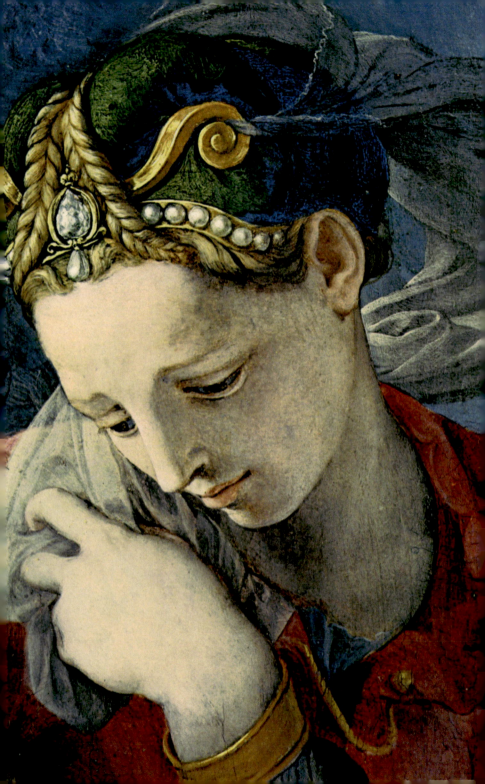

Depressão

O sintoma não passa de uma mensagem, a depressão é o mal do século, mas não é prevista pelo projeto original do ser humano, conforme pontua Meneghetti, em seu livro *A Feminilidade como Sexo, Poder e Graça* (2013). A depressão é o resultado de um erro cometido pela própria pessoa contra a sua intrínseca natureza. Lamentavelmente, para que a doença se instale, não interessa se esse erro foi cometido de modo consciente ou de modo inconsciente, mas, certamente, não tem como causa a situação, o ambiente, outras pessoas.

Existe, na mulher, uma pulsão de quântico vital, uma força livre, não consciente, disponível e aberta. Se a mulher não se torna patroa dessa força, qualquer um do externo a usa. Ao aceitar um patrão externo, a mulher se frustra e cai em depressão por não perceber que sua virtualidade psíquica atrai interessados em comandá-la. O erro parte da mulher que, inconscientemente e de boa-fé, não administra a si mesma de acordo com seu interesse pessoal. Não somos livres para sermos boas e estúpidas e, claramente, isso está dado pela metáfora: se fizermos o papel de ovelhas, seremos tosquiadas.

Altruísmo, solidariedade, egoísmo

Altruísmo significa desinteresse, abnegação, é a doutrina que considera como fim da conduta humana o interesse pelo próximo e que se resume nos imperativos: viver para os outros, amar o próximo mais do que a si mesmo.

Anna Freud (1978) refere que o altruísmo pode ser descrito como uma rendição das nossas pulsões em favor de outras pessoas, ou seja, a entrega dos desejos próprios a uma pessoa e a tentativa de assim os preencher indiretamente. O altruísmo é, então, segundo a autora, comparável ao interesse e ao prazer com que se observa um jogo no qual não apostamos.

O chamado altruísmo feminino parece ser uma construção histórica que nos coloca como manipulados fantoches. Como tais, devemos sempre demonstrar bondade, amor, ternura, solicitude, maternidade complacente e ainda aceitar relações unilaterais.

As práticas altruístas, em teoria, não esperam restituições de nenhum gênero; no entanto, quando observamos pessoas que se intitulam altruístas, notamos que, com o passar do tempo, não raro, acusam os amigos, os companheiros ou os filhos de ingratidão e apresentam, ao final, todas as renúncias que fizeram. Ao apontar porque e por quem fizeram tal escolha, pretendem, obviamente, deles receber um pagamento.

Altruísmo e solidariedade não são sinônimos. Por solidariedade, entende-se a relação de responsabilidade entre duas pessoas unidas por interesses comuns, ligações recíprocas entre independentes; a solidariedade é baseada na reciprocidade, seu exercício não tolera modelos fixos, pressupõe relações bidirecionais e paritárias.

Entendemos que, em qualquer tratativa, deve haver solidariedade, reciprocidade, jamais altruísmo.

Outro termo que coloca a mulher imediatamente em culpa é chamá-la de egoísta. Em uma relação de qualquer natureza, se formos chamadas de egoístas, sentimos logo a necessidade de demonstrar altruísmo e perdemos o fio vencedor da relação. Dificilmente a mulher compreende que o egoísmo faz parte da vida, pois é o princípio que define o "para quem", sendo o movente que estabelece o interesse individual, ou seja, aquilo que nos convém.

Justificativas

Nós, mulheres, temos justificativas aprovadas socialmente que encobrem os nossos medos: as pessoas não são boas, agridem-nos; os outros querem nos usar; a mãe errou na nossa educação; nosso pai era muito rígido; nosso marido não é fiel; nossos filhos são ingratos. Eis porque não conseguimos vencer.

Procurar justificativas, alimentar rancores, ruminar ofensas sofridas ou erros que foram teoricamente cometidos contra a nossa pessoa, não convém, porque não nos traz vantagens, tampouco oportuniza lucros. Culpar os outros significa ausentar-se dos princípios resolutórios da situação.

Seja qual for o tipo de agressão que tenhamos sofrido, essa não diminui nossa própria responsabilidade com o sucesso no cumprimento do projeto pessoal hoje, aqui. Qualquer dificuldade precisa ser entendida como questão pessoal: meu problema é minha responsabilidade.

A infantil exigência e a maldosa agressividade que tentam impor mudanças nos outros é *non sense*. Se não funcionamos significa que estamos errando, e o desvio está, sobretudo, em cada uma de nós.

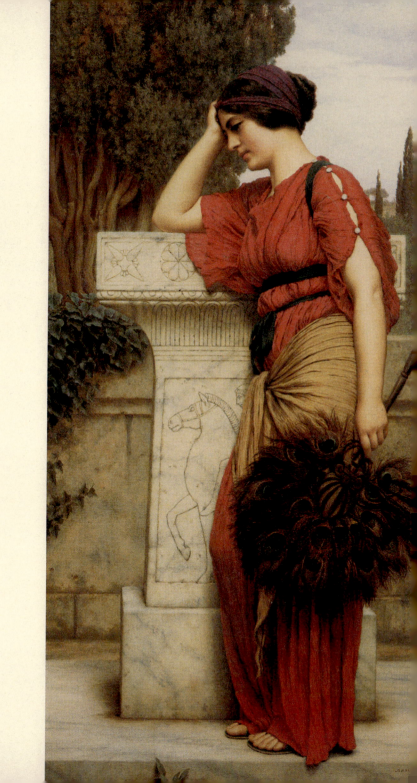

Quanto de verdade você quer?

Uma vida de mentiras é uma morte em vida. O paradoxo é que uma pessoa dedica-se a procurar a verdade de si mesma, mas, muitas vezes, não consegue suportar a visão de sua descoberta. A verdade é inflexível, inexorável, impiedosa. Depois de mostrar-se, a dimensão da pessoa será o quanto de verdade sobre si mesma é capaz de suportar. Para as águias, é natural olhar o sol; para o humano, ao invés, olhar para a própria verdade é algo muito, muito difícil.

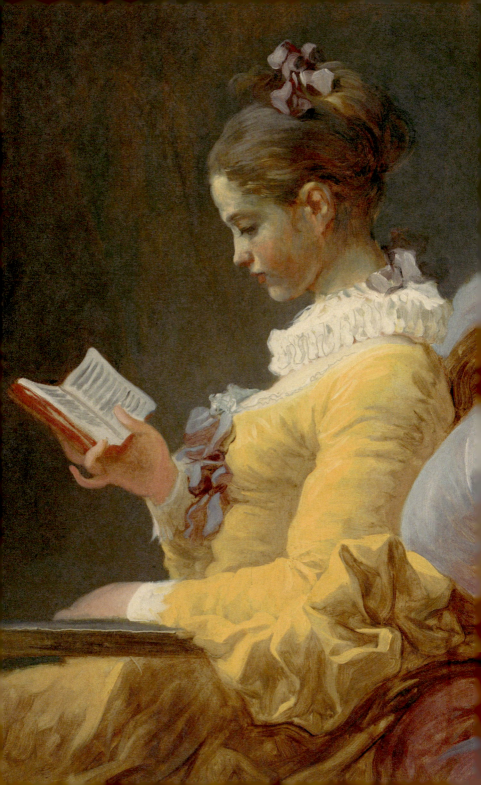

Falsos valores

Absorta em jogos nos quais é perita, a mulher anula a própria inteligência. Viciada pela facilidade da gratificação masculina, muitas vezes, habitua-se a uma vida de luxo sem fazer esforço algum: torna-se preguiçosa, acomodada, infantil, confirmando a constatação dos antigos filósofos. Não entrando no mercado de trabalho, torna-se perdedora. Gasta muito, mas não tem a capacidade de ganhar: é uma dependente, incapaz, insegura, frustrada e, por isso, cada vez mais luta para manter o controle sobre os outros.

Concorreu como fêmea e como corpo e perdeu a possibilidade de fazer-se respeitar como inteligência, como sócia de ação. Com o passar dos anos, essa mulher, quando a beleza física não é mais seu ponto forte, vê que ele, rico e respeitado socialmente, começa a se sentir e ser atraído por mulheres mais competentes e mais belas. Ele ainda, em tom de brincadeira, diz querer trocar uma de quarenta por duas de vinte. Ela desperta abruptamente: verifica, então, que, como corpo, não tem mais oportunidade, e como inteligência também não, pois pegou a estrada errada, anulou-se.

Quando isso acontece, o que sucede, comumente, é que a mulher manifesta uma total inversão de valores, de modo elegante e refinado, e o "ser servida "se transforma no seu único desejo, aumentando, desse modo, sua própria inércia. Valoriza o seu "fazer nada" para acalmar a frustração, chamar atenção e rebaixar as outras mulheres ao seu nível. Ao procurar justificar-se, contamina, sobretudo, os filhos, passando, como informação de valor, a preguiça e a vida sem significado real.

Em geral, não tem a honestidade de assumir externamente que errou a estrada, podendo evitar, desse modo, que outros sigam um caminho que não lhes convém. Colabora assim para formar uma nova geração que exalta a mediocridade e que deve receber muito sem nenhum mérito ou esforço pessoal.

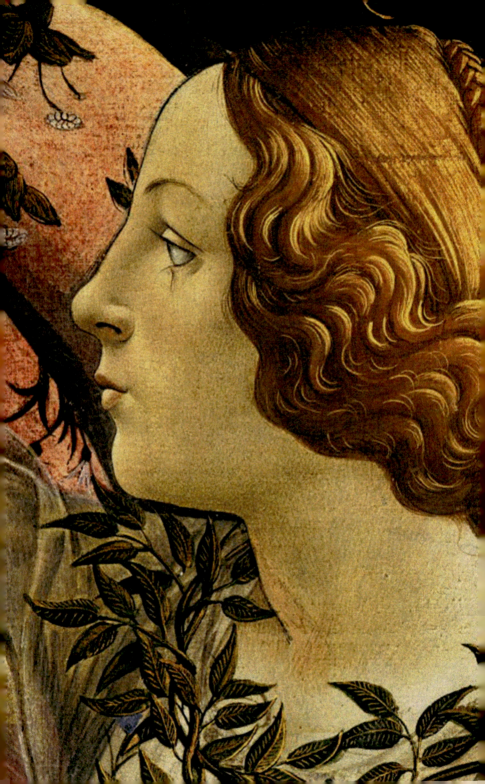

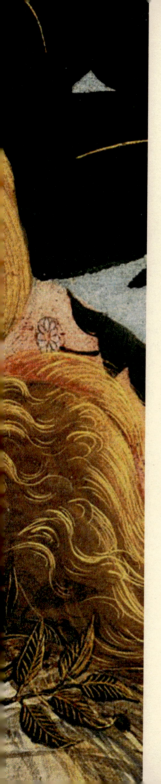

Livre arbítrio

Os animais vivem de modo simples e alegre, aproveitam ao máximo as condições disponíveis no ambiente próximo, fazem aquilo que convêm. Se o alimento está disponível, comem; se existe água fresca, bebem; se têm a possibilidade de fazer sexo, fazem; se existe qualquer perigo, escapam; passado isso, continuam a vida com alegria. Não sentem raiva ou rancor, simplesmente executam o mais conveniente para o momento, fazem a seleção de acordo com um projeto único. O ser humano, sendo um superior, tem a capacidade de decidir aquilo que é melhor para si e, quando é incapaz de tomar a decisão justa, sente-se impróprio, diminuído, negativo, em culpa. É o nosso livre arbítrio que nos diferencia dos animais; porém, exige uma grande responsabilidade: transformarmo-nos naquilo que somos.

Ética

Não nascemos todos iguais, alguns são particulares e têm necessidade do alimento adequado à sua específica natureza. É a própria vida que destrói o sujeito que não sabe metabolizar em desenvolvimento pessoal as oportunidades, o alimento que encontra. A ética é o homem ético, ou melhor, segundo a ciência ontopsicológica, é aquele ser humano que encontrou a reversibilidade entre projeto pessoal e ação concreta, que sabe amar a si mesmo com honestidade, evidenciando coerência constante entre potencial de natureza e ação histórica aqui e agora.

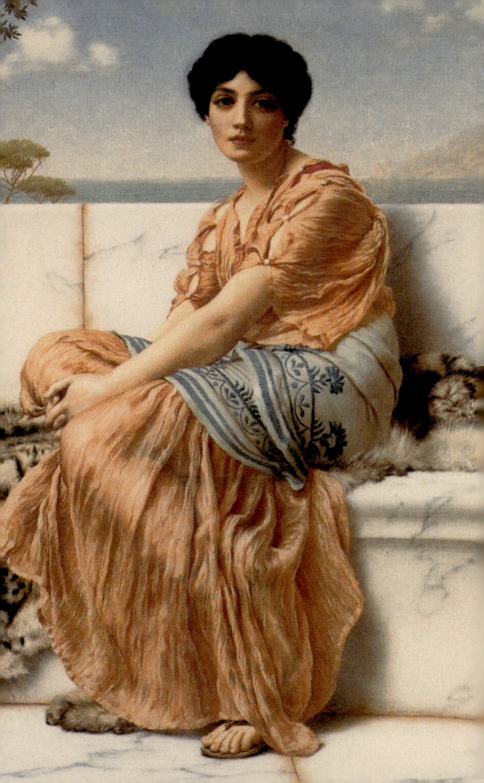

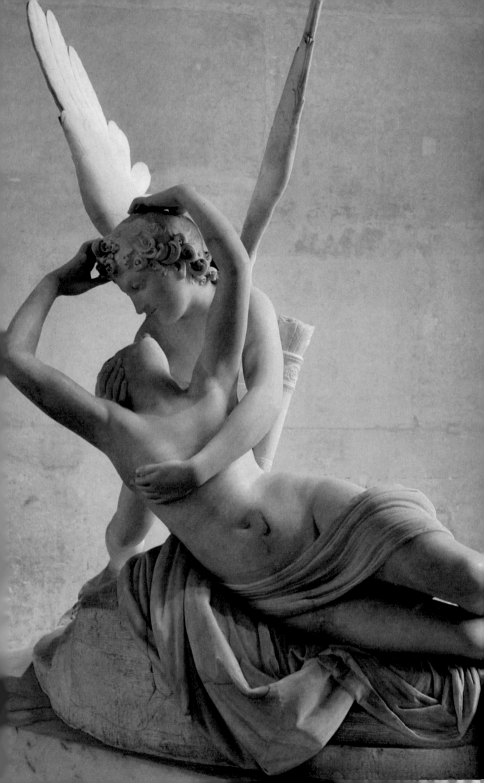

Amor

Quem não ama a si mesmo jamais será capaz de amar o outro, pois não se pode dar ao outro aquilo que não se tem. Em muitos casos, quando dizemos "eu te amo", o real sentido é: quero possuir a sua pessoa, quero a sua posição social, quero que me substituas na realização do meu projeto, quero diminuir minha solidão, quero acalmar meus medos, necessito da tua energia.

Quando eu desejo estar com o outro para compensar qualquer tipo de carência pessoal, não é correto chamar isso de amor. Amor é outra coisa, é para pessoas maduras, realizadas, as quais, da abundância e da beleza do próprio ser, colaboram para o desenvolvimento de outro capaz.

Não é comum, no sexo masculino, o temor de não ser amado por defender seu próprio projeto, interesse ou seus pontos de vista. Para eles, o amor nada tem a ver com o mundo dos negócios — e estão corretos. A mulher, no entanto, não aceita que pode haver qualquer pessoa que não a ame. Parece pensar que, fazendo tudo aquilo que o outro deseja, sendo inclusive cúmplice nos seus erros, seja possível garantir um grande e eterno amor.

O amor não prevê garantias e não exclui medos, é para os fortes. O medo da perda do amante leva à asfixia e, algumas vezes, até à morte física do parceiro. Historicamente, encontramos exemplos que evidenciam esse fato.

Sexo

Enquanto a mulher não for dona de si mesma, livre dos modelos impressos, dos complexos, dos estereótipos culturais, e eficaz personalidade histórica, segundo a própria ambição, não será capaz de viver o verdadeiro sexo. O seu erotismo, castrado na infância, aprendeu o sexo por meio de modelos externos; ela, com isso, sente a inconsciente revolta contra os homens, não sabe agir segundo os próprios desejos instintivos naturais e, no fundo de si, adverte a atração sexual como desejo de fazer qualquer coisa que não é correta, não é limpa.

Faz-se o sexo biológico por diversos motivos, mas a graça do verdadeiro erotismo, aquela íntima e cândida experiência, a qual se pode saborear no sexo autêntico, previsto pela natureza do humano superior, ela não é capaz, porque não aceita a inocência e a doçura das próprias pulsões. Esse é um ponto que distingue o circuito biológico da evolução psíquica.

Enquanto o sexo feliz é um bem-estar que traz aumento de vitalidade e de socialização, o sexo errado traz perversão, corrupção, agressão, regressão. Também no caso do sexo, o homem é a ponta exposta e externamente responde pelo resultado.

De acordo com nossa cultura, a prática do sexo é, de certo modo, imposta. Muitas vezes, é também uma questão econômica calculada: ser servida, possuir bens, herança, pensão. Se o homem tem outros relacionamentos e, principalmente, se tem outros filhos, a mulher sabe que o ser servida está em perigo. Ela sabe também que, se não fizer sexo, seu homem o fará com outra; consequentemente, perderá posição, mesada, o seu luxo: então, faz o teatro.

O homem possui a semente vital, a mulher tem o estímulo fálico e usa isso de modo consciente; logo, é fácil manobrá-lo, dominá-lo, chantageá-lo. Quando nós, mulheres, não somos verdadeiras e fingimos o desejo sexual, o homem se torna impotente ao ato, porque o pênis não responde ao teatro externo. Assim, o homem se sente confuso, humilhado e, progressivamente, diminuído. Destruído na sua virilidade, o homem, muitas vezes, adoece. Nesse caso, a mulher repete a ação de Eva, primeira mulher, que fez por destruir a dignidade de Adão.

Para a mulher, é fácil receber o pênis sem aceitá-lo verdadeiramente; porém, essa prática não nos convém, causa sérios problemas, porque sabemos quando somos falsas, traímos a nós mesmas em primeiro lugar. O erro sexual, o mau uso do erotismo leva à destruição, porque, no ato sexual, penetra-se a intimidade celular do organismo de ambos os parceiros.

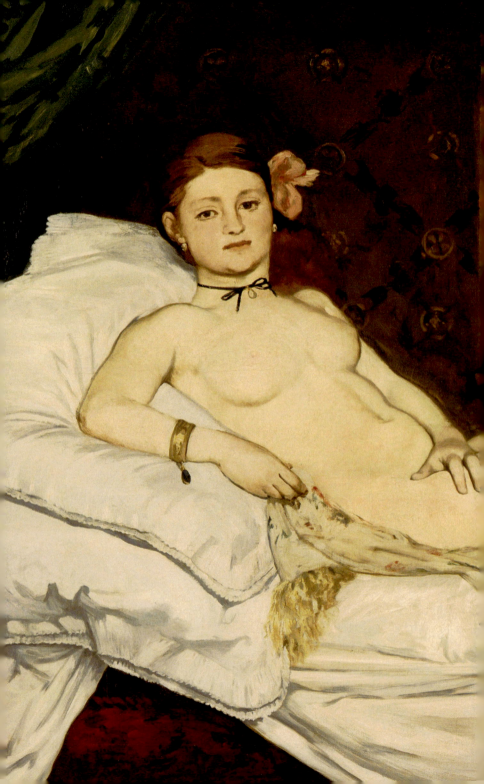

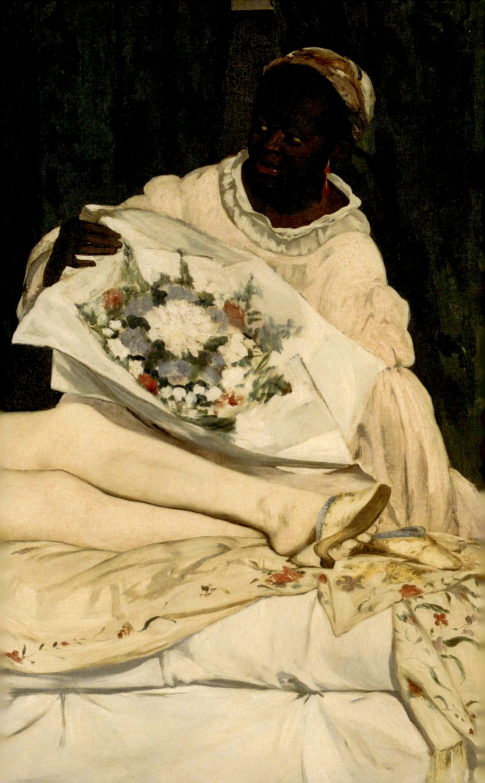

Erotismo

O erotismo é uma enorme força que a mulher traz consigo, mas não o entende, não sabe comandá-lo, usá-lo para seu prazer e para o desenvolvimento da própria individualidade. Por essa razão, muitas vezes, a mulher transforma-se em uma isca, conforme nos traz o livro *Feminilidade como Sexo, Poder e Graça* (MENEGHETTI, 2013). O erotismo pode tornar-se anjo ou demônio, ou seja, quando uma mulher não é consciente da própria força, o seu erotismo ou a sua inteligência permanece à mercê de qualquer predador que saiba manobrá-lo para uso próprio.

A raiz desse problema está na infância, no primeiro corte, na primeira castração sofrida pela criança; por exemplo: pode acontecer que, entre três e quatro anos de idade, com toda a sua inocência, uma menina esteja comum adulto, e ele tenha uma ereção espontânea. Essa ereção faz com que o homem sinta medo e culpa e ainda tenha repúdio àquele contato. Naquele momento, pode chegar um adulto que, com um olhar, confirme a condenação. Então, a menina, sentindo a rejeição do adulto ao seu amor, mesmo não estando de acordo, fecha-se, castra-se, aceita dentro de si que a força que a move é suja. Nesse exemplo, conforme citado, o corte impresso no movimento espontâneo do erotismo infantil é levado pela criança por toda a vida, e suas atitudes serão sempre uma consequência e um reforço disso. Ela permanecerá ambivalente, embora não recorde o fato e, quando sentir atração pelo homem ou por uma ação vencedora, faz um duplo movimento: um para avançar e outro para retroceder. Sente o sim, porque naturalmente quer, e o não, porque sexo é sujo, perigoso, por ele será rejeitada, dele não é capaz. Dentro de si, vê o homem como mau, e, mesmo se o deseja, não é capaz de amá-lo.

Esse movimento ambivalente é constante na mulher e se faz notar no amor, no sexo, no trabalho, na vida social e na família. Assim, aquilo que realmente quer como verdade de si mesma não é capaz de realizar.

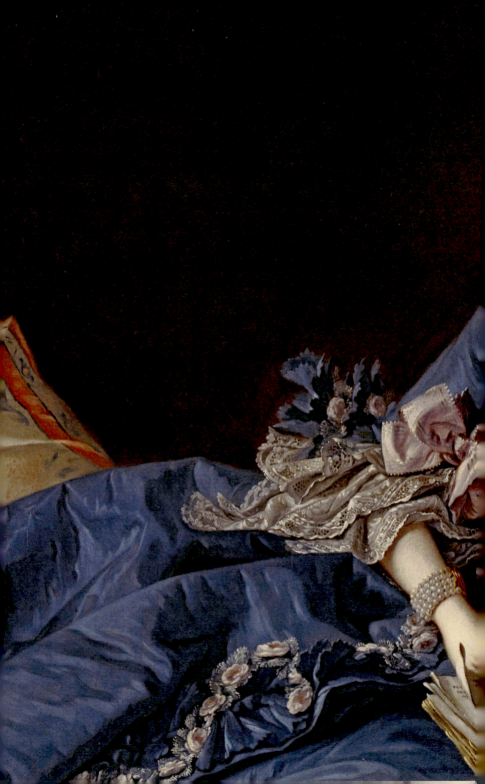

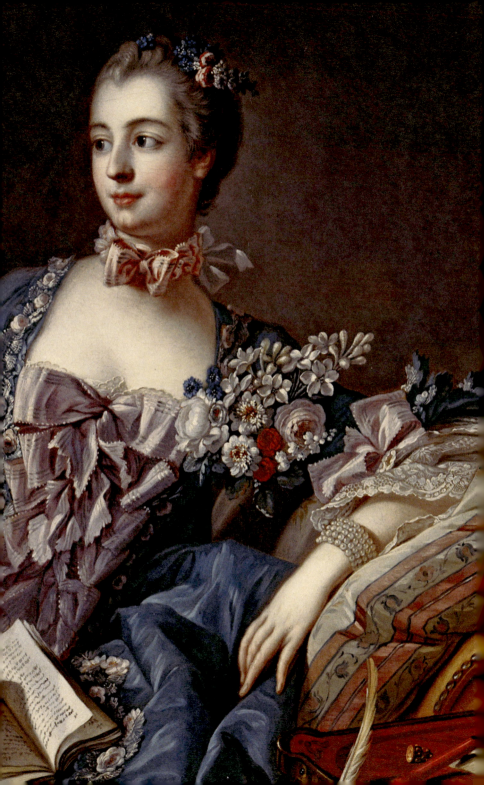

O *partner* de natureza

Caso a mulher encontre historicamente o *partner* de natureza, aquele que corresponde à sua exigência espiritual, de alma, esse efetivamente poderá cumprir-se somente se ela não destrói, não mata a própria alma. O maior obstáculo para que a mulher alcance o prazer superior é ela mesma, a própria mulher. Se a ela, agrada-lhe um específico corpo, mas não consegue tocá-lo, fazer-se disponível, aberta a ele, como entender, elaborar isso?

Dentro dos processos sexuais, encontram-se percepções transcendentes, mensagens da alma; neles, muitas vezes, a mulher, de modo externo, quer, mas, dentro de si, pensa que não será capaz. Somos espíritos encarnados, e não é possível desconsiderar o corpo de partida. No ato de uma sexualidade madura, superior, há evolução, progresso, prazer.

Refiro-me, aqui, a elementos que transcendem a sexualidade comum, falo de eucaristia, de sacralidade, de poesia, de graça, da penetração no espírito total da vida.

Isso, porém, pode ser compreendido apenas por aqueles que já são capazes de vivenciar esses termos, por aqueles em que o declínio é possível somente com relação às coisas condicionadas; como consequência, se queremos aí chegar, é necessário diligentemente que nos empenhemos. Desde o momento em que a obsessão é tolhida, a mulher torna-se livre, transforma-se em menina, sente-se um pássaro livre sobre a terra.

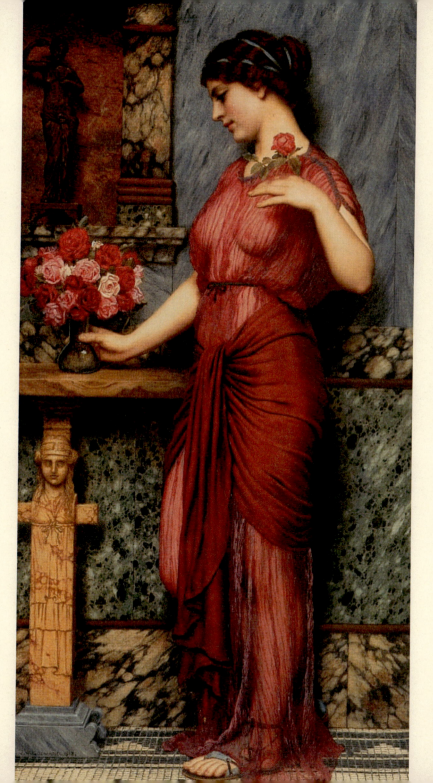

Jogos masculinos

O verdadeiro homem é aquele que sabe ser digno do coração da mulher em graça. Qualquer homem que tira proveito de uma mulher é um inferior. O homem não é livre de responsabilidade nos jogos femininos; ele é faminto, quer aquela mulher de qualquer modo e disputa a sua posse. Quando observamos um relacionamento, percebemos que, imediatamente, se manifesta o sexo como uma forma de um aproximar-se do outro, de apoderar-se, de demarcar espaço pessoal.

Agrada ao homem a sensação de possuir a mulher, ele se esforça para isso, paga muito; mas uma pessoa não se compra, compram-se escravos, e estes não amam o patrão. Algumas vezes, o homem usa a mulher, a sua intuição, a sua graça e a deseja, mas como dependente. Sente medo de perdê-la, porque é infantil.

Além disso, se ela é capaz de, com seu trabalho, ganhar o seu próprio sustento, ele oferece muito mais apenas para tê-la junto a si. Desse modo, desestimula qualquer movimento no sentido da aquisição da independência econômica que a mulher possa esboçar. Algumas vezes, ele aceita de bom grado a realização de pequenas ações da mulher apenas para mantê-la entretida; porém, agrada-lhe tê-la assim, tê-la sob controle.

Segundo o livro *O Projeto Homem* (MENEGHETTI, 2011), alguns homens jogam com as mulheres porque interceptam o seu ponto débil, são capazes de centrar racionalmente o vetor ideológico, de valor e de heroísmo que cada mulher possui. É isto: o homem se aproxima da mulher como débil, como infantil, como carente, como dependente, e a mulher mima-o, serve-o, dando a ele a própria intuição. Nesse caso, ele faz-se dócil e assim repete o jogo que fazia com a mãe para buscar gratificação. Ele pretende da mulher a mesma atitude materna. Esse homem, infantil, liga-se a ela, exaltando assim a mulher que nele confia totalmente.

Normalmente, a atenção da mulher se volta para aquele homem que se aproxima afetivamente ou que lhe causa medo interior; nesse tipo de relação, ela será sempre perdedora.

Alguns homens possuem um modo vil que atrai as mulheres e insinuam, por meio de seus gestos, que conhecem as fraquezas femininas, e as mulheres, comportam-se exatamente como eles desejam.

Existe também, segundo a obra citada, o tipo de homem que aumenta o apelo sexual obsessivo na mulher, levando-a a mostrar-se como objeto sexual; dessa forma, ela perde a sua inteligência. Outros homens aparentam grandeza, mas, ao fazê-lo, na verdade, vivem como parasitas das melhores pessoas.

Fantasiar que o homem é o seu protetor não convém, mas essa ideia agrada muito ao sexo feminino, está arraigada na estrutura social e, por isso, é muito difundida entre homens e mulheres. Essa é uma proteção ilusória, na qual a mulher espera encontrar no homem aquilo que ela pensa necessitar. Uma das consequências é que, ao final, a necessidade de proteção passa realmente a existir, porque a mulher decreta e aceita a própria invalidez.

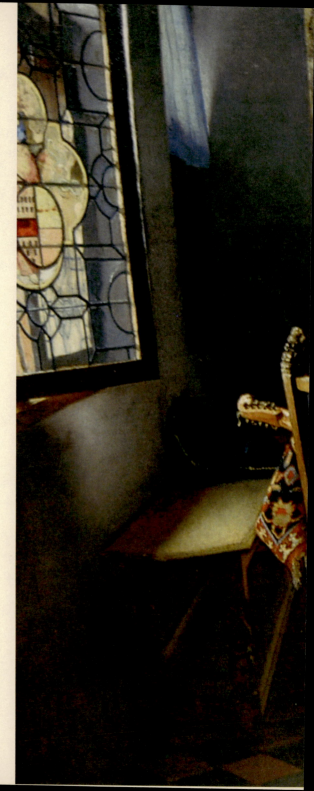

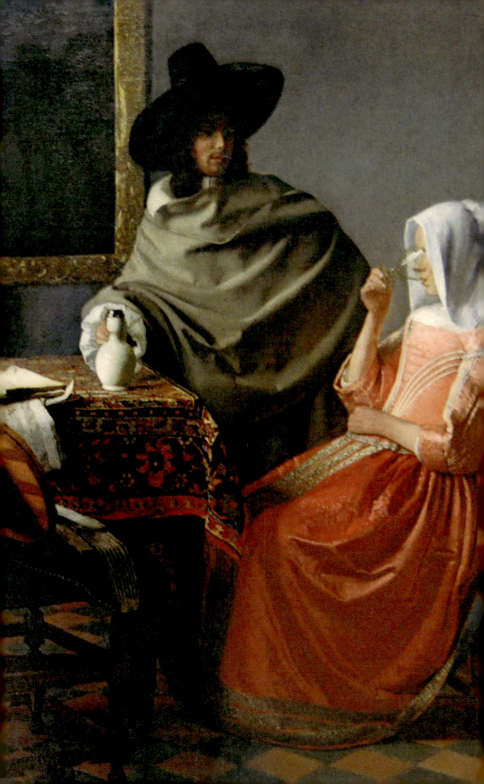

O ser é

Cada pessoa é um projeto, e esse projeto foi feito à imagem daquele que o projetou, como qualquer projeto que faz existência. Cada ser humano é parte do projeto total, mas em si mesmo é único. Quem nos projetou é uno, belo e bom; logo, cada obra projetada à sua imagem e semelhança é também una, bela e boa. Somos um projeto único do Ser. Nossa falta em não perceber isso de modo consciente traz, como consequência, não nos tornarmos o projeto que cada um é, fazendo-nos frustrados. Passamos, então, a observar somente o fenômeno aparente, o nosso ter e o ter do outro. Inicia-se, então, o jogo do ter em substituição ao jogo do ser.

Esse jogo faz-nos escravos do fenômeno, faz-nos guerreiros do ter: irmãos contra irmãos para procurar incessantemente possuir, enquanto fomos feitos para ser, descobrir e cumprir aqui e agora o projeto pessoal. Somente o ser é.

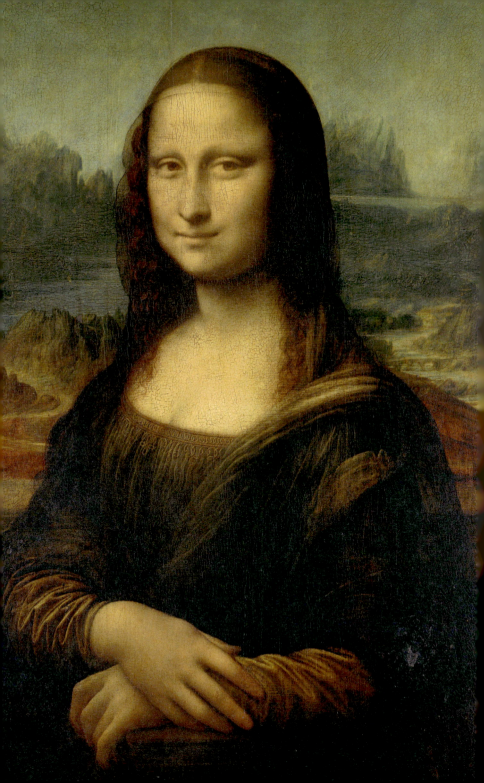

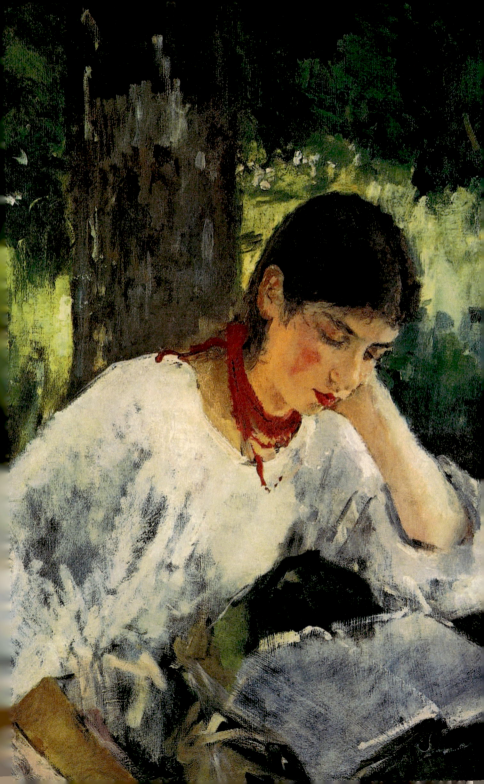

A fidelidade do líder

Quando alguém nasce como natural potencial líder e deseja a própria saúde, não tem nenhuma liberdade de esconder-se atrás dos outros, não é livre nem mesmo para abandonar a obra iniciada, porque, perdido o fenômeno, torna-se vazia também a essência.

Se o líder não chega lá, para onde foi provocado, torna-se dividido e destrói-se como lugar de existência, como lugar de energia. Nesse caso, ninguém pode perdoá-lo. Termina a corrida para ele e para aqueles muitos que nele confiaram. O retirar-se, por qualquer motivo que seja, é uma traição, não somente contra si mesmo, é um atentado contra apropria vida. Quando um líder vence, muitos vencem, e quando ele se arruína, perdem todos.

Ser feliz, ser maduro, ser completo é o seu máximo dever, porque o potencial de natureza vem do seu íntimo, não é uma escolha.

Um projeto vencedor é sempre a proposta de um líder, caminha com a sua energia e baseia-se na sua inteligência. Em outras palavras, o projeto é o líder. Então, acima de tudo, ele deve colocar aí a sua própria vida. A fidelidade do líder é a si mesmo, ao projeto que ele é. Jamais deve traí-lo, sob pena de dar-se à morte.

Moeda de uma só face

Corpo e alma são moedas de uma só face.

Não podemos servir a dois patrões, ou seja, exaltar o espírito como algo divino, belo, digno de respeito e macular, contrastar, deturpar o corpo. O corpo é espelho da alma, fenomenologia do espírito, é a estrutura que porta nossa fenomenologia histórica. Nossa alma aqui se apresenta como corpo. Corpo e alma são uma só coisa. Faço aquilo que sou, e aquilo que faço faz a mim: esse movimento de ida e volta do impulso vital, fluindo livremente, gera a sanidade. Para estar mal, nada mais contribui do que a covardia do sujeito, que, devendo agir de modo sadio, podendo fazê-lo, não o faz.

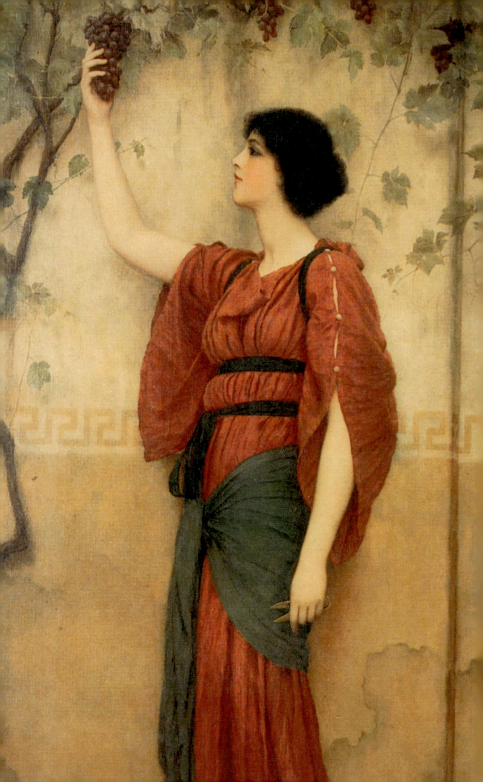

Completude

A completude é o escopo do jogo existencial; entretanto, ela está dentro de cada um de nós, não está fora. Não existe uma pessoa perfeitamente complementar a nós, somente o encontro e a realização histórica do nosso projeto individual nos dão a paz, é ele o complemento, a chama inicial. Todo o resto é jogo para tornar possível a corrida que leva ao cumprimento do nosso projeto.

O que é a paz? A paz é a descoberta e a consecução do nosso projeto pessoal, é o retorno à casa.

Por que estamos aqui? Para, com a realização do nosso projeto e a consequente abundância do seu devir, ajudar aos outros que desejam crescer, mas ainda não descobriram o próprio caminho.

Porque um humano destrói o humano? Para apoderar-se da inteligência, do projeto, da ação do outro, na esperança de encontrar qualquer coisa que não existe, ou melhor, existe dentro de cada um, daquele um. Mas como toda e qualquer inteligência é individual, intransferível, pessoal, ninguém pode tomá-la a si.

É preciso saber que cada um é uma semente, a semente de si; dentro de cada uma, tem tudo, é andar, viver, fazer. Se uma semente, qualquer que seja, não tem necessidade de nada fora de si mesma, por que, para o ser humano, que é um superior, seria diferente? Uma semente não espera pelas outras: se existem as condições para germinar, brotar, lança-se para tal e torna-se aquilo que é — e basta, exerce a própria função no jogo da vida, porque somente o ser é.

A corrida da vida

A vida é um círculo, um holístico para retornar ao princípio. Percorre-se o traçado e chega-se ao princípio onde e quando já se era. Chega-se ao ponto em que a necessidade não existe porque se é. Para que isso seja possível, é preciso cumprir o projeto pessoal em situação histórica. Quando alguém anda na direção correta, está bem, é feliz, torna-se luz. Quanto mais claridade, melhor para si e para o conjunto.

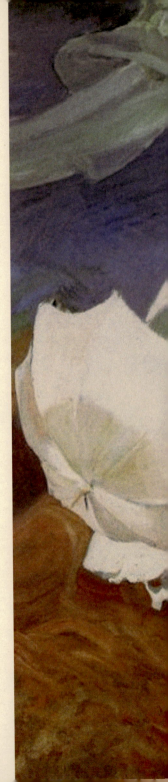

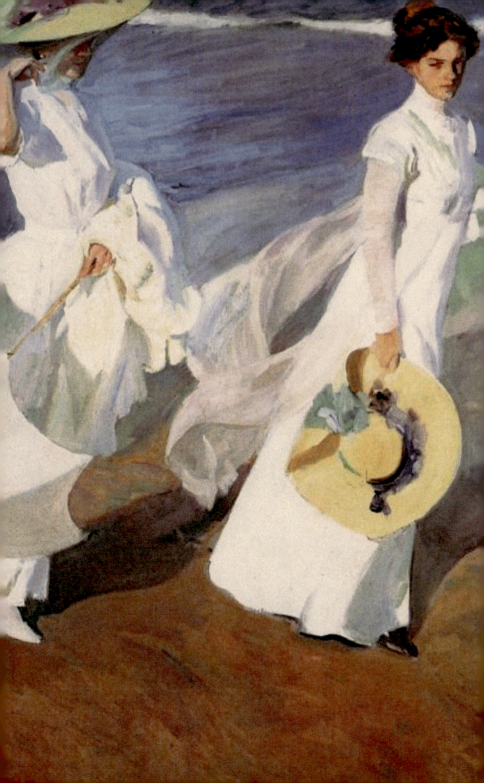

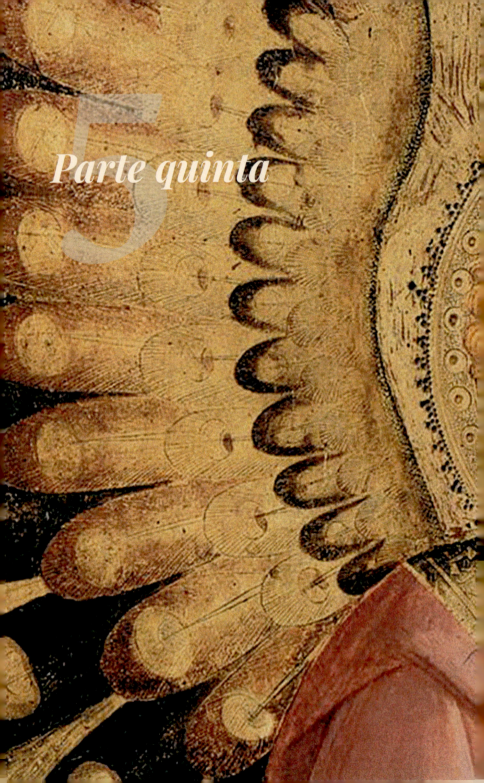

Parte quinta

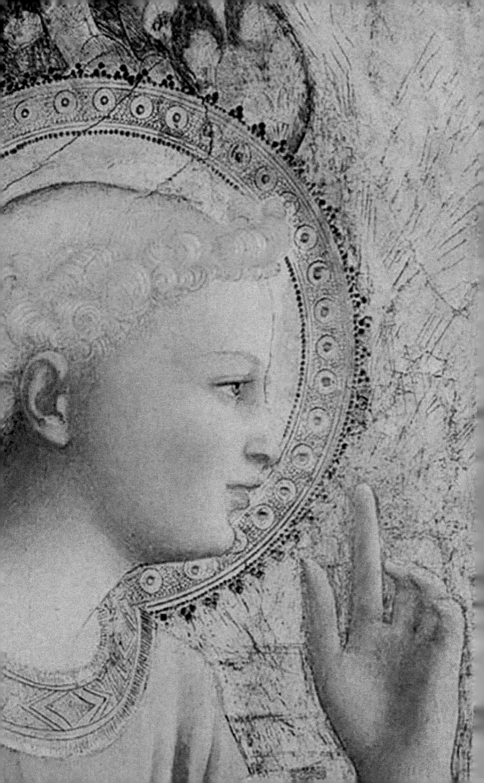

O golfinho — conclusão

A ideia de encontrar um mecânico que possa e que consiga dirigir uma Ferrari, que somos nós, um homem ideal, aquele que tem a possibilidade de satisfazer todas as nossas fictícias carências, proteger, amar plena e eternamente — um sheik, um príncipe encantado, um Gengis Khan ou um Júlio César — é, até hoje, bastante forte no inconsciente feminino.

No caso do golfinho, deixar o próprio oceano para viver em uma piscina, na qual deveria dar o seu erotismo, a sua inteligência para o progresso do projeto de outro, em que o outro seria o protagonista, pode parecer atraente, mas demonstra, com clareza, o desejo feminino de colocar-se em segundo plano, de não se responsabilizar pela própria força. Certamente, essa não foi a escolha justa. A frustração e a culpa já se mostravam inevitáveis, desde o início, porque, por ser o golfinho um patrão, um líder, a sua energia era muito preciosa. Ninguém havia ensinado a ele escutar o próprio íntimo, muito menos descobrir o seu projeto pessoal e nele e por ele agir.

Ele cumpriu regras, foi fiel às promessas feitas, aos ensinamentos recebidos do externo, trabalhou de modo sério, mas isso não foi o suficiente, porque cometeu dois erros fundamentais: não realizou seu projeto pessoal e colocou-se espontaneamente como presa objetiva. Como passar do tempo, as possibilidades de superar um erro de estratégia cometido na tenra idade vão se tornando cada vez mais difíceis. Ativam--se, então, mecanismos de defesa que anulam a percepção da própria realidade.

O mecanismo de defesa que se apresenta na fantasia do Golfinho é a projeção, fonte de muitos erros de julgamento, por permitir ao indivíduo livrar-se dos conflitos interiores, intoleráveis e dolorosos, atribuindo a culpa aos outros ou ao mundo exterior. A fim de corrigi--lo, é necessário revisar a própria consciência e proceder a metanoia ontopsicológica, ou seja, mudar a mente, os esquemas e os processos mentais que induzem à rotina, à imobilidade, à repetição, enfim, à regressão. Como refere Meneghetti, em sua obra *Pedagogia Ontopsico-lógica* (2007a), o paraíso existe, mas está dentro da evolução da mente e, ainda, o único mal é o sujeito contra si mesmo, pois o bem ou o mal são as convicções pessoais que agem à própria desvantagem existencial.

A mulher sofre, não porque o mal foi feito a outro, mas porque o mal foi feito inicial e exclusivamente à raiz da sua alma. Muitas vezes, externamente parece tudo correr bem, mas, nesse jogo, a mulher, mesmo quando vence, perde sua própria fonte interior; então, não consegue mais aproveitar a vida.

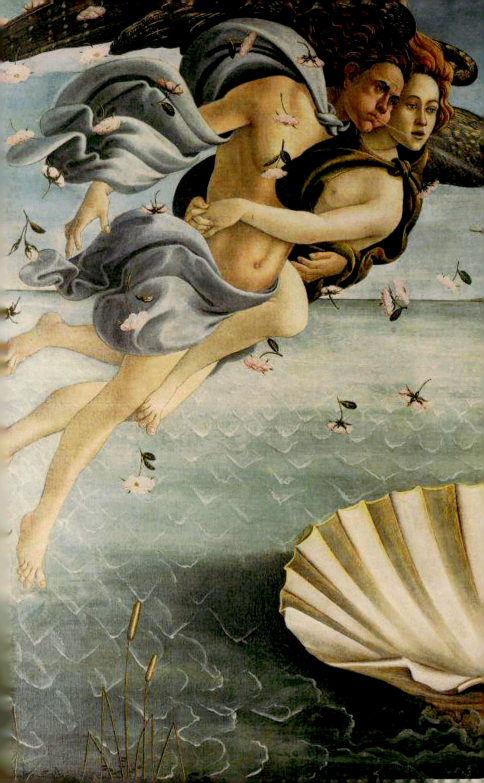

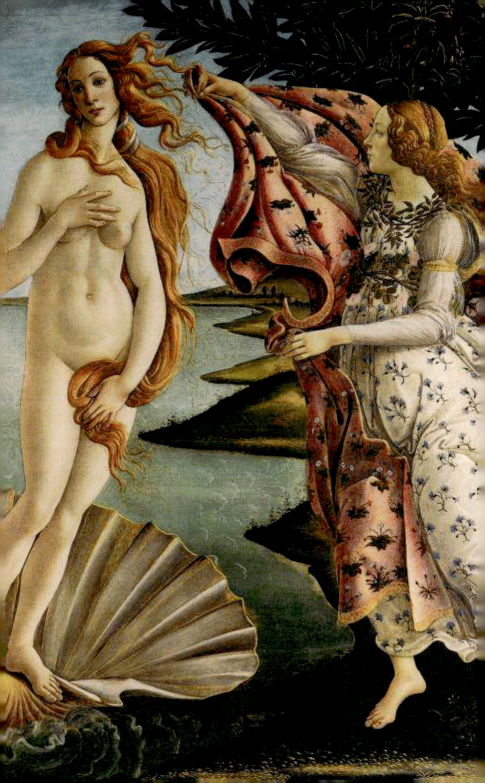

A mulher líder

O problema efetivo de uma mulher potencialmente líder, além da ignorância com relação ao próprio projeto, são as outras mulheres. Uma destrói a outra, tendo como objetivo o poder ou a destruição do homem, quando, ao final, todos se tornam perdedores. O homem até permanece com o poder econômico, porém a mulher perde tudo. Como não existe consciência desses fatos, esse é o modo como as pessoas vivem, sobre o qual leem, ao qual assistem nos filmes e novelas e, finalmente, que desejam para si.

Então, se, porventura, surge uma líder positiva, ela não é reconhecida como tal: ou é desejada, tanto de modo possessivo quanto infantil, ou, ainda, considerada perigosa. Uma mulher líder que se realiza é a evidência de que é possível vencer e, se outras não conseguem igualmente se realizarem, torna-se evidente o erro pessoal, aumentando as frustrações. As frustrações ocorrem quando nós atraiçoamos o nosso potencial individual, é a própria mulher que escolhe o erro, aquilo que não convém para si, depois de não reconhecer as oportunidades de vida, de realização.

Ao contrário, se consegue conscientizar o próprio potencial, a mulher é capaz de saber a si mesma e, depois, também, o movimento do outro, esse que se encontra em seu ambiente, no âmbito de sua capacidade de psicologia territorial. Começa a viver dentro da própria realidade, da sua verdade. Continuando, é possível chegar a colher tudo de dentro, compreender os campos semânticos em sentido ontopsicológico, a linguagem da natureza que a cerca e então começar a desenvolver sua intuição e a criatividade natural. Somente uma mulher autêntica é capaz de formar pessoas sadias, porque a ela é dada a intuição.

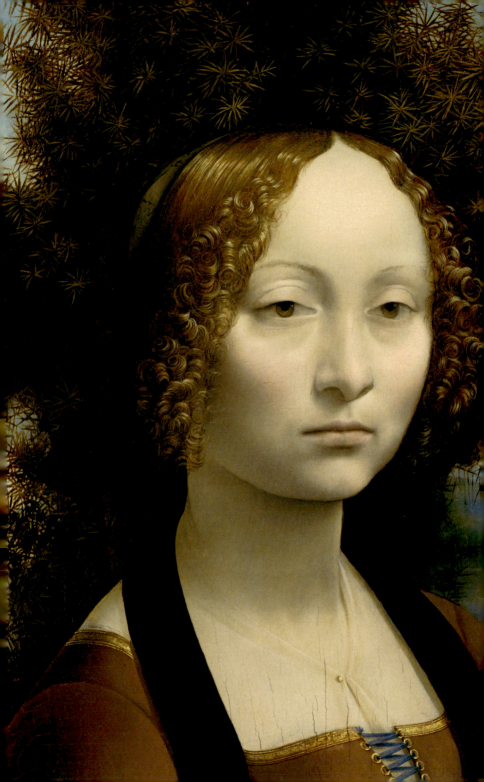

A mulher é responsável

Quando, por meio da metodologia ontopsicológica, a mulher começa a se compreender, deve ter a coragem de mudar: ver e mudar. Essa é uma escolha e um compromisso solitário de cada indivíduo.

Acontece, algumas vezes, que se passa muito tempo antes de descobrirmos o nosso projeto de natureza. Então, aos quarenta ou cinquenta anos, preferimos desistir a realizar, e isso é uma escolha pessoal. Se descobrirmos que temos ainda muito a fazer, que podemos ainda crescer para nós e para o ambiente e não o fazemos, certamente nos sentiremos pior do que antes, pois será uma corrupção, agora, porém, consciente. Quando descobrimos nossa própria identidade e a colocamos em ação histórica, distanciamo-nos do medo, sabemos quem somos, agimos de modo côngruo e temos paz: vemos a estrada e caminhamos.

Como se reconhece uma verdadeira líder?

Segundo Antonio Meneghetti, em sua obra intitulada *Donna 2000* (1999), a verdadeira líder é bela, isto é, inteligente, madura e boa; é livre, séria e responsável; é verdadeiramente feminina, mas não tem nenhuma das fraquezas das mulheres: ela não chora, não corre atrás dos homens, não faz cenas e não faz sexo de modo leviano; a sua inteligência é superior e ordenada; o seu modo de vestir, de mover- se, de gesticular é harmonioso e agradável; ela movimenta-se com ordem estética e moral superior, possuindo coerência entre vontade e formação constante; a verdadeira mulher líder não joga os costumeiros jogos, não se oferece como isca ou como armadilha, é amiga e confiável; é forte, sabe usar o frio da inteligência e não faz assistencialismo; é brava, luta, trabalha para realizar o projeto que ela sabe ser: cresce, assim como progridem também aqueles que estão juntos; ela sente forte a tensão pelo social, porque, no outro, vê a si mesma; é indispensável para ela o apelo metafísico, seu caminho é em direção ao ser.

Quer ajudar, colaborar, aperfeiçoar; não perde jamais o sentido da ação, é uma pessoa de classe como estilo de personalidade; ama a vida e o ser humano, sem jamais

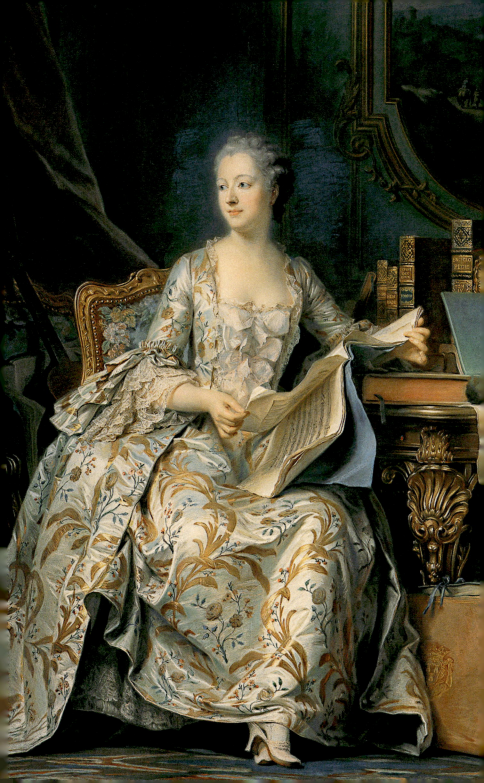

depredar ou destruir; o importante para ela é que exista luz e que a claridade não seja somente para ela.

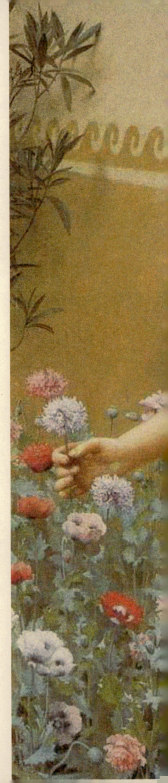

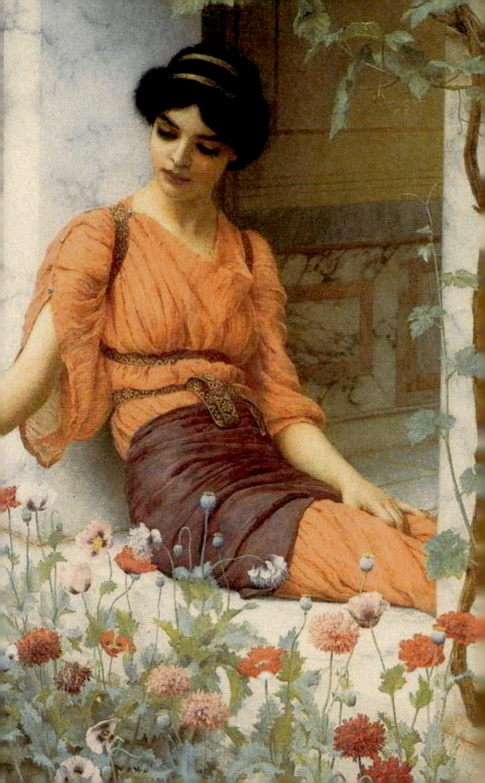

Pontos de vitória para a mulher

A psicologia feminina tem como base a tipologia diádica, aprendida em simbiose com o adulto materno. Se não nos livrarmos dessa profunda díade, não chegaremos a nos conhecer inteiramente, tampouco conseguiremos realizar totalmente o nosso potencial. Não poderemos compreender a primazia do nosso espírito, de nosso intelecto, de nossa personalidade, do nosso modo único de ser. O problema é comum a todas nós, e o ideal é que seja desvendado, que venha à tona.

Alguns pontos concretos com os quais convêm agirmos em ação histórica — para que mereçamos, pelo sucesso pessoal, deleitarmo-nos ao fitar a beleza de nosso projeto jamais traído — merecem ser considerados:

Assumir-se de modo total, responsabilizar-se;

- ser honesta consigo mesma e com os outros: enquanto tiver sentimentos como raiva, inveja, ciúme e posse, certamente será a primeira a sofrer — com isso, o máximo que poderá conseguir é prejudicar alguns, o que não será conveniente para ninguém;

- não buscar posições sociais e econômicas por meio de sexo: quando encontramos um grande homem, um empresário de sucesso, sentimos uma força por dentro, que se expande, qualquer coisa que nos prende a ele, isso não é sexo, é simplesmente uma reação da nossa inteligência que, ao ver alguém que realiza, quer também aprender, fazer, agir em amplificação de si mesma, em ganho existencial.

É melhor para mim que o outro cresça, devo ajudá-lo a crescer. Isso é *business*, é festa, tem lugar para todos, ninguém cresce sozinho.

Depois de tudo conscientizado e entendido, seremos capazes de fazer parte de um time vencedor.

Pontos de vitória para o homem

Os homens não são isentos neste processo: quando um não quer, dois não brigam.

Também ele vem de uma educação equivocada. O homem é educado para ser chefe, mandar sempre, independentemente se é líder ou não, ou do quanto de inteligência e de energia possui. Existe um acordo tácito: ele deve dominar a mulher, afinal, ela é a bola, e ele, o jogador. Realmente, esse jogo, que é praticamente imposto, é perigoso, destrói os dois, inviabiliza o relacionamento sadio.

Homens e mulheres são complementares, mas para que essa articulação seja possível, é necessário ter maturidade. Se o homem deseja um relacionamento vencedor, deve ajudar a mulher de forma correta, ou seja:

- não pretender que a companheira seja subalterna a si ou que ela exerça o papel de sua mãe, atendendo a seus caprichos e infantilidades;

- não a tratar como criança ou inferior; caso ela seja realmente inferior, o relacionamento não será possível;

- se ela chorar, não dar atenção, é já um sinal de alerta, indicando que ela está frustrada, ou usando caminhos inadequados para atingir seus objetivos, pois uma mulher nunca chora para outra mulher, chora somente para os homens em busca de gratificação;

- tratá-la como pessoa, como inteligência e, se ela não aceitar e crescer, deixá-la andar, pois é muito perigoso manter alguém frustrado junto de si;

- não se apropriar da intuição feminina, usando-a para fins pessoais, excluindo-a do processo, não é honesto; nesse caso, o homem cai: nosso Em Si não quer o que não lhe pertence.

Entendidos esses pontos, tudo se torna mais fácil.

Concluindo

Não temos a necessidade de que ninguém nos dê. Podemos fazer.

A mulher, pelos anos de inferioridade social e econômica a que se submeteu, tem medo. Tendo medo, coloca-se em segundo plano, aluga-se. Mas, como é pessoa e ninguém nasce para ser segundo, estar em segundo plano, a mulher consciente ou inconscientemente se frustra, sofre e ataca. Primeiro a si mesmo e depois aos outros.

A culpa de uma mulher não ter se realizado é sempre atribuída por ela a um homem. Primeiro ao pai, que era muito rígido, e depois ao marido, terrivelmente ciumento.

Não temos necessidade disso, somos livres, o mundo está aberto em um imenso processo de globalização. Homens e mulheres precisam enfrentar essa realidade. Todavia, é preciso considerar que, apesar dessa evolução e desse desenvolvimento, a mulher ainda não encontrou o seu lugar, pois existe ainda uma dicotomia entre pretensão verbalizada e ação concreta.

Diz querer o poder, a inteligência, a ação, mas tem uma atitude de inferior que a torna escrava. Não é consciente, mas é assim: quer o primado da ação e se apresenta como sexo, como frágil. Aristóteles, Hipócrates, São Tomás de Aquino, Santo Agostino e tantos outros já haviam detectado esse problema, consideravam a mulher como um ser inferior justamente por essas atitudes.

Até hoje, os movimentos feministas tiveram e têm certo êxito, êxito relativo porque, em vez de externarem a vontade da mulher de crescer, espelham uma frustração, raiva e agressão que, analisando bem, não são convenientes para ela. Culpar o outro, de preferência o homem, pela própria infelicidade ou pela falta de oportunidades não é negócio, é perda de foco, tempo e energia.

Não vejo que exista culpa, existe sim uma realidade que precisa ser enfrentada, e a maneira é via conscientização, para, depois, partir para a ação pessoal, nova e vencedora.

Digo que não existe culpa, porque, se nossa mãe não nos educou de maneira a sermos vencedoras, também ela foi educada dessa forma. É uma cadeia de frustração, passada a muitas gerações e que age em nós, mesmo que dela não tenhamos consciência. Ao tempo de nossa mãe, não existia uma ciência capaz de compreender e explicar a origem disso tudo; também não havia quem ensinasse uma maneira efetivamente eficiente de romper essa corrente.

Nós temos o privilégio de conhecer a Ontopsicologia, uma ciência que apresenta um método capaz de autenticar e de desenvolver o ser humano criativo. Por ela, é possível saber ler o princípio elementar que constitui a natureza humana e dá o critério do que é positivo ou negativo para cada ser.

Diante dessa nova situação, tudo é conscientizado, a escolha é nossa, é sim ou não. Uma vez detectado o erro, com humildade, devemos reconhecê-lo. Começamos, então, a andar, passo a passo, na nova estrada, agora vencedora.

No início, independentemente da idade, conveniente é andar devagar, pois somos uma criança que aprende a caminhar. É um novo percurso, não temos ainda segurança. Precisamos estar atentas para não voltar atrás, pois toda a cadeia de frustrações que foram ficando distantes, associada a nossos velhos hábitos, que teimam por suas lembranças, nos fazem retornar à antiga estrada.

A mulher tem uma missão superior, tem a capacidade de gerar a vida, não só em sentido biológico, mas em sentido total. Se ela quer ser vencedora, precisa se dar conta da maravilha que é e evidenciar isso, sendo uma presença de graça, positividade, luz e ação concreta no mundo, aqui e agora.

Não basta verbalizar. Se a mulher quer ser líder, quer existir como pessoa, deve agir e, para isso, existem regras precisas e eficazes.

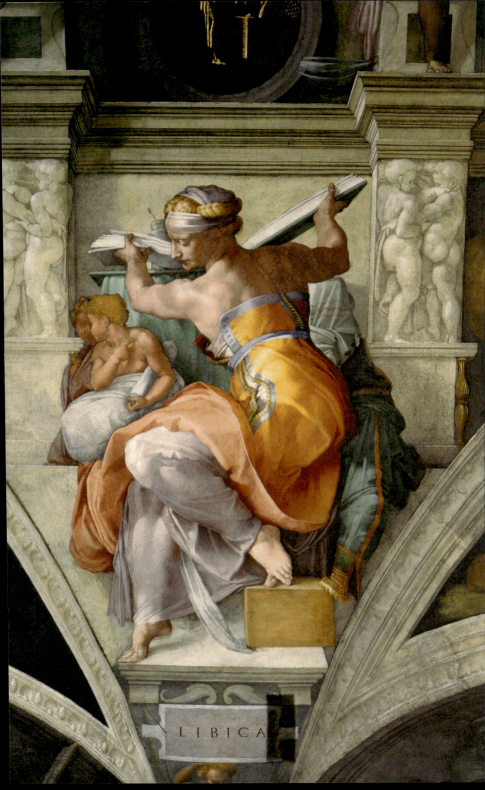

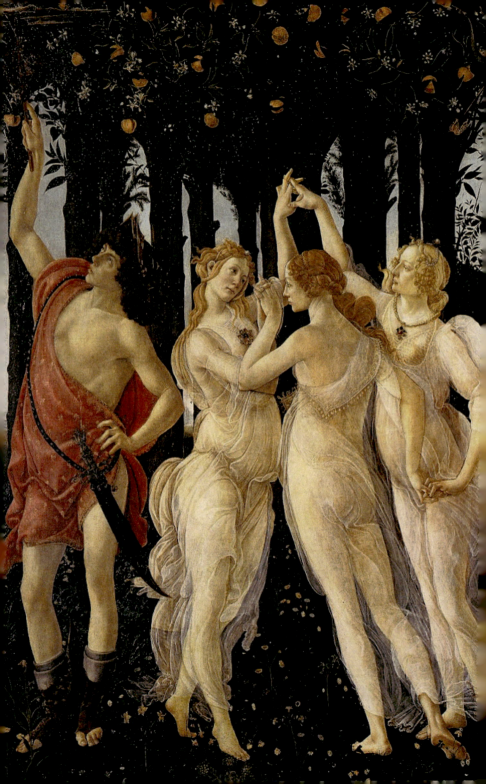

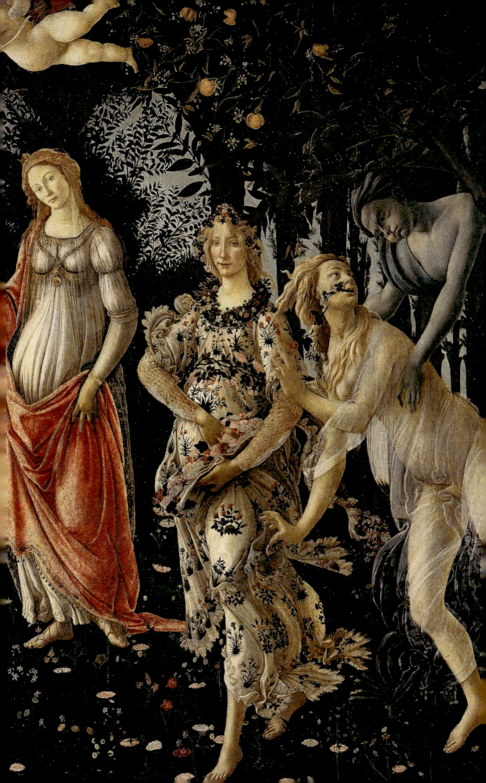

O que quero de você

Eu quero você livre
como pássaro que voa no céu.
Eu lhe quero livre
como peixe que se esgueira no mar.
Eu lhe quero livre
como o vento que acaricia as flores,
como os raios do sol que brilham sem fim. Belo!
Assim lhe quero, amor meu.
Preciso de você:
para voar para o alto, nadar,
cavalgar,
para nos amarmos com ternura, para a ação
cada dia mais bela, para encontrar
o que está dentro de nós: o Ser.

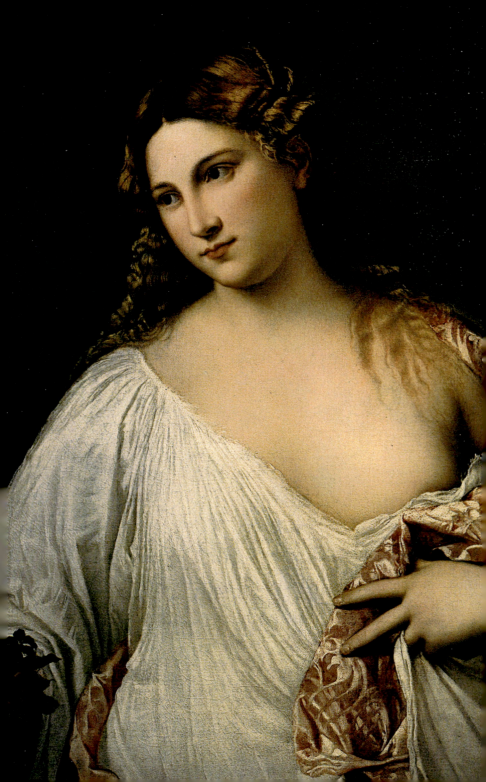

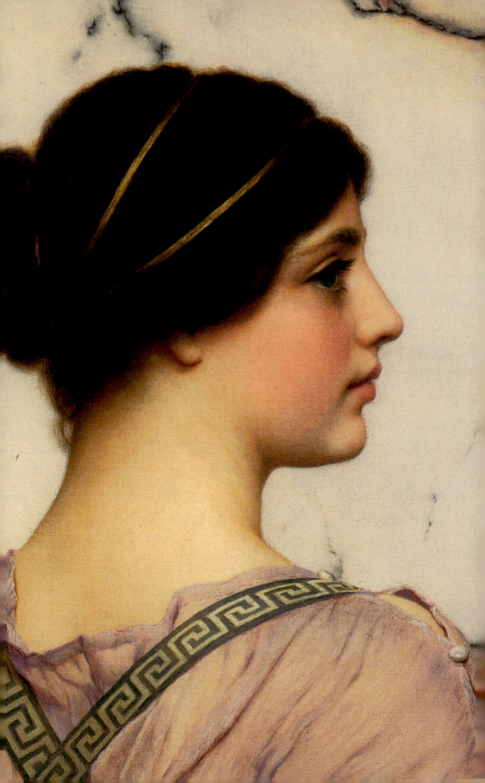

Você também é livre?

Ele é livre. Não importa aquilo que faz ou fará; e você, é livre também? Tornou-se pessoa? É capaz de reconhecer aquilo que quer? Tem a inocência das suas pulsões? Sabe cantar a música da sua alma? Sabe dar e receber? Está pronta para acompanhá-lo ao paraíso? Nesse caso, chegou ao mundo onde o amor é uma coisa maravilhosa.

A mulher madura

Quem diz que o amor não existe é porque não o soube construir. A mulher madura não se deixa castrar, vê aquilo que quer e o faz.

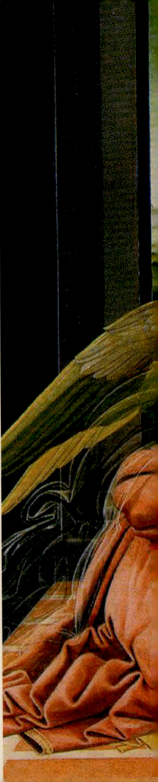

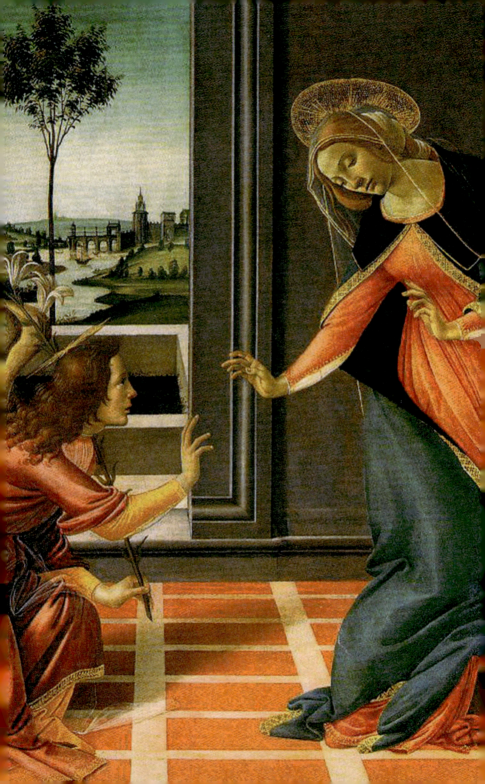

No bosque

Ele e ela encontraram-se uma vez no bosque encantado,

das nuvens chegava uma chuvinha fina e aquecida pelo sol.

Tocaram-se suavemente. Beijaram-se.

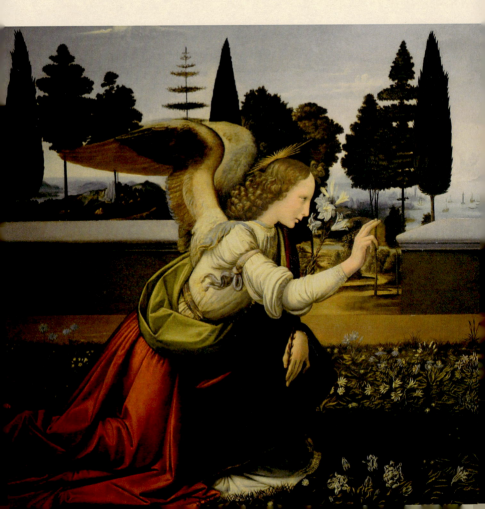

Viveram um momento sacro,
o único momento sacro jamais vivido.

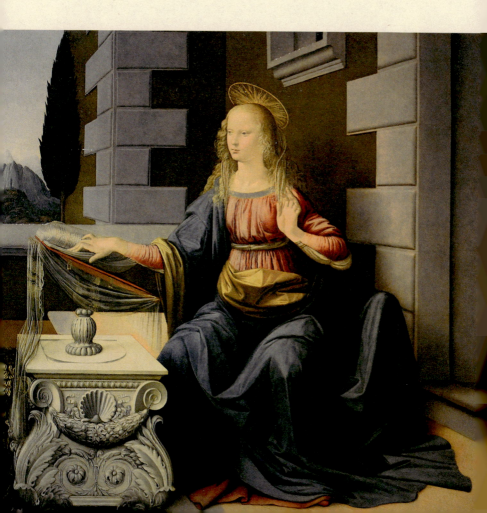

Referências

ANDERSON, B.; ZINSSER, J. *História de las mujeres una historia propia.* Barcelona: Noyagrafic, 1991. v. 2.

BEAUVOIR, S. *O segundo sexo.* São Paulo: Difel,1970.

CORIA, C. *Las negociaciones nuestras de cada dia.* Buenos Aires: Paidós, 2004.

CORTELLA, M. S. Evas e Pandoras: o Feminino revisitado. *Folha de São Paulo*, São Paulo, 25 abr. 1996. Disponível em: https://www1.folha.uol.com.br/fsp/1996/4/25/ilustrada/18.html. Acesso em: 8 maio 2002.

DUBY, G.; PERROT, M. *Historia de las mujeres el siglio XX.* Taurus, 1993. v. 9/10.

FREUD, A. *O ego e os mecanismos de defesa.* São Paulo: Editora Civilização Brasileira,1978.

FUENTE, M. J. *Las mujeres en la Antigueda y la Edad Media.* Madrid: Anaya, 1995.

KARTCHEVSKY, A.; SOUZA L., E. *O Sexo do Trabalho.* Rio de Janeiro: Paz e Terra, 1986.

MENEGHETTI, A. *L′in sè dell′uomo.* 3. ed. Roma: Psicologica Editrice,1993.

MENEGHETTI, A. *A graça:* a lógica do dom. Porto Alegre: Psicologica Editrice do Brasil, 1996.

MENEGHETTI, A. *Verso la donna del 2000.* Roma: Psicologica Editrice, 1999.

MENEGHETTI, A. *Pedagogia Ontopsicologica.* Roma: Psicologica Editrice, 2007a.

MENEGHETTI, A. *La psicologia del leader*. 3. ed. Roma: Psicologica Ed., 2007b.

MENEGHETTI, A. *Cinelogia Ontopsicologica*. 6. ed. Roma: Psicologica Ed., 2007c.

MENEGHETTI, A. *O projeto homem*. Recanto Maestro: Ontopsicológica, 2011.

MENEGHETTI, A. *A arte de viver dos sábios*. Recanto Maestro: Ontopsicológica, 2012.

MENEGHETTI, A. *A feminilidade como sexo, poder, graça*. 5. ed. Recanto Maestro: Ontopsicológica, 2013.

MURARO, R. M. *Malleus Maleficarum*. Rio de Janeiro: Rosa dos Tempos, 1991.

MURARO, R. M. *A Mulher do Terceiro Milênio*. Rio de Janeiro: Rosa dos Tempos, 1992.

NICOLA, U. *Antologia ilustrada de filosofia das origens à idade moderna*. São Paulo: Globo, 2005.

PETERSEN, A. *Trabalhando no Banco*: trajetória das mulheres gaúchas desde 1920. Porto Alegre. 1999. Tese (Doutorado em História do Brasil)– Programa de Pós-Graduação da PUC-RS, Porto Alegre, 1999.

ROCHA-COUTINHO, M. L. *Tecendo por trás dos Panos*. Rio de Janeiro: Ed. Rocco, 1994.

ROSALDO, M.; LAMPHERE, L. *A mulher, a cultura e a sociedade*. São Paulo: Editora Paz e Terra, 1979.

SCHUCH, M. A. *A mudança na percepção de si e da situação de vida nas mulheres*: praxis ontopsicológica. Especialização em Psicologia – Programa de Pós-Graduação em Psicologia da Universidade Estadual de São Petersburgo, UESP, Rússia, 2001/2003.

SCHUCH, M.A. *Business vencedor com ordem e autenticidade psicológica*. Apresentação oral no Congresso Business Intuition, Letônia, 2004.

SCHUCH, M. A. *A mulher, apresentação no Seminário FOIL*. São Paulo: [*s. n.*], 2002.

SOIHET, R. *A Condição feminina e formas de violência, mulheres pobres e ordem urbana* – 1890 – 1920. São Paulo: Editora Forense Universitária, 1989.

STREY, M. *La Construcción del Proyecto Profesional en la Mujer, estudio de algunos aspectos psicosociales*. 1994. Tesis (Doctoral) – presentada nel Universidad Autonoma de Madrid, 1994.

Lista de imagens

Capa: BOTTICELLI, S. *Detalhe do Nascimento de Vênus*. Têmpera sobre tela. 1483. Galleria degli Uffizi. Florença, Itália.

CANOVA, A. *Dançarina com mãos nos quadris*. Escultura em mármore. 1805-1812. Museu Hermitage. São Petersburgo, Rússia.

BUONARROTI, M. *Detalhe de nú do afresco Juízo Final no teto da Capela Sistina*. 1535-1541. Museu Vaticano. Roma, Itália.

CANOVA, A. *Paolina Borghese*. Escultura em mármore. 1805-1808. Galleria Borghese. Roma, Itália.

NATTIER, J. M. *Marie Adelaide da França como Diana*. Óleo sobre tela. 1745. Galleria degli Uffizi. Florença, Itália.

VECELLIO, Tiziano. *Amor sacro e amor profano*. Óleo sobre tela. ca. 1515-1516. Roma, Itália.

BUONARROTI, M. *Sibilla Delphica*. Afresco. 1535-1541. Capela Sistina. Museu Vaticano. Roma, Itália.

BOTTICELLI, S. *Detalhe do Nascimento de Vênus*. Têmpera sobre tela. 1483. Galleria degli Uffizi. Florença, Itália.

CANOVA, A. *As três graças*. Escultura em mármore. 1814 e 1817. Museu Hermitage. São Petersburgo, Rússia.

VERMEER, Johannes. *Moça com brinco de pérola*. Óleo sobre tela. 1665. Museu Mauritshuis. Haia, Holanda.

BERNINI, G. L. *Detalhe de O rapto de Proserpina*. Escultura em mármore. 1621-1622. Galleria Borghese. Roma, Itália.

DELACROIX, E. *A liberdade guiando o povo*. Óleo sobre tela. 1830. Museu Louvre-Lens. Lens, França.

SANZIO, R. *Madonna della sedia*. Óleo sobre painel. 1513-1514. Palazzo Pitti. Florença, Itália.

BOUGUEREAU, W-Ad. *Jovem moça defendendo-se de Eros*. Óleo sobre tela. 1880. The J. Paul Getty Museum. Los Angeles, EUA.

SANZIO, R. *O triunfo de Galatea*. Afresco. ca. 1514. Villa Farnesina. Roma, Itália.

(BRONZINO) DI COSIMO, A. *Vênus, Amor e Ciúmes*. ca. 1550. Óleo sobre madeira. Museu de Belas Artes de Budapeste. Budapeste, Hungria.

DA VINCI, L. *Detalhe da Virgem do cravo*. Óleo sobre tela. 1478-1480. Antiga Pinacoteca. Munique, Alemanha.

VERROCCHIO, A del. *Madonna e bambino*. ca. 1470. Tempera sobre madeira. Metropolitan Museum of Art, Nova Iorque, EUA.

AGASSE, J-L. *O playground*. Óleo sobre tela. 1830. Museum Oskar Reinhart. Winterthur, Suíça.

BOTTICELLI, S. *A primavera*. Têmpera sobre madeira. 1482. Galeria degli Uffizi. Florença, Itália.

BOUCHER, F. *Diana saindo do banho*. Óleo sobre tela. 1742. Museu do Louvre. Paris, França.

VERMEER, J. *A leiteira*. Óleo sobre tela. ca. 1660. Rijksmuseum Amsterdam. Amsterdã, Holanda.

Autor desconhecido. *Detalhe de pintura no teto dos corredores do Museu Hermitage*. São Petersburgo, Rússia.

BOTTICELLI, S. *Detalhe de afrescos da Capela Sistina*. Afresco. 1481-1482. Museu Vaticano. Roma, Itália.

(BRONZINO) DI COSIMO, A. *Alegoria do triunfo de Vênus*. Óleo sobre madeira. 1540-1550. National Gallery. Londres, Inglaterra.

VECELLIO, T. *Mulher com Espelho*. Óleo sobre tela. ca. 1515. Museu do Louvre. Paris, França.

RENOIR, P-A. *Le bal du moulin de la galette*. Óleo sobre tela. 1876. Museu de Orsay. Paris, França.

GODWARD, J. W. *A caixa de joias*. Óleo sobre tela. 1900. Coleção privada.

BOTTICELLI, S. *Detalhe de afrescos da Capela Sistina*. Afresco. 1481-1482. Museu Vaticano. Roma, Itália.

DA VINCI, L. *Detalhe da obra Anunciação*. Óleo sobre madeira. ca. 1472. Galleria degli Uffizi. Florença, Itália.

(BRONZINO) DI COSIMO, A. *Detalhe da obra Deposição de Cristo*. Óleo sobre madeira. 1540-1545. Musée des Beaux-Arts. Besançon, França.

(BRONZINO) DI COSIMO, A. *Detalhe da obra Deposição de Cristo*. Óleo sobre madeira. 1540-1545. Musée des Beaux-Arts. Besançon, França.

(BRONZINO) DI COSIMO, A. *Detalhe da obra Deposição de Cristo*. Óleo sobre madeira. 1540-1545. Musée des Beaux-Arts. Besançon, França.

GODWARD, J. W. *A pensadora*. Óleo sobre tela. 1913. Coleção privada.

FRAGONARD, J-H F. *A leitora*. Óleo sobre tela. 1770-1772. National Gallery of Art. Washington, D. C., EUA.

BOTTICELLI, S. *Detalhe do Nascimento de Vênus*. Têmpera sobre tela. 1483. Galleria degli Uffizi. Florença, Itália.

GODWARD, J. W. *Nos dias de Saffo*. Óleo sobre tela. 1904. The Getty Center. Califórnia, EUA.

CANOVA, A. *Cupido e psique*. Escultura em mármore. 1793. Museu do Louvre. Paris, França.

MANET, É. *Olympia*. Óleo sobre tela. 1863. Musée d'Orsay. Paris, França.

BOUCHER, F. *Retrato de Madame de Pompadour*. Óleo sobre tela. ca. 1750-1758. Scottish National Gallery. Edimburgo, Escócia.

GODWARD, J. W. *Uma oferta para Vênus*. Óleo sobre tela. 1912. Coleção privada.

VERMEER, J. *O copo de vinho*. Óleo sobre tela. 1660-1661. Gemälde galerie, Berlim, Alemanha.

DA VINCI, L. *Monalisa*. Óleo sobre madeira. 1503-15061. Museu do Louvre. Paris, França.

SEROV, V. *Retrato de Adelaida Simonovich*. Óleo sobre tela. 1889. The Russian Museum. São Petersburgo, Rússia.

GODWARD, J. W. *Outono*. Óleo sobre tela. 1900. Coleção privada.

SOROLLA, J. *Caminhada pela praia*. Óleo sobre tela. s. d. Sorolla Museum. Madri, Espanha.

FRA ANGELICO. *Arcanjo Gabriel*. Óleo sobre madeira. ca. 1438-1440. Detroit Institute of Arts.

BOTTICELLI, S. *O nascimento de Vênus*. Nascimento de Vênus. Têmpera sobre tela. 1483. Galleria degli Uffizi. Florença, Itália.

DA VINCI, L. *Retrato de Ginevra de' Benci*. Medium sobre tela. 1474-1478. National Gallery of Art. Londres, Inglaterra.

DE LA TOUR, M. Q. *Retrato da Marquesa de Pompadour*. Pastel sobre papel azul, com guache. ca. 1748–1755. Museu do Louvre. Paris, França.

GODWARD, J. W. *Flores de verão*. Óleo sobre tela. 1903. Art Renewal Center.

BUONARROTI, M. *Sibilla Libica*. Capela Sistina. Afresco. 1512. Museu Vaticano. Roma, Itália.

BOTTICELLI, S. *A primavera*. Têmpera sobre madeira. ca. 1489-1490. Galleria degli Uffizi. Florença, Itália.

VECELLIO, T. *Flora*. Óleo sobre tela. ca. 1515. Galleria degli Uffizi. Florença, Itália.

GODWARD, J. W. *Uma linda grega*. Óleo sobre tela. 1909. Coleção privada.

BOTTICELLI, S. *Anunciação*. Têmpera sobre madeira. ca. 1489-1490. Galleria degli Uffizi. Florença, Itália.

DA VINCI, L. *Anunciação*. Óleo e têmpera sobre madeira. ca. 1472-1475. Galleria degli Uffizi. Florença, Itália.